CHALLENGING
CASES IN GENERAL
PRACTICE

家庭医生
疑难案例精编

主审
俞卓伟

主编
孙　嫣　杨道良

上海科学技术出版社

图书在版编目（CIP）数据

家庭医生疑难案例精编 / 孙嫵，杨道良主编. 上海 : 上海科学技术出版社，2025. 6. -- ISBN 978-7-5478-7136-2

Ⅰ. R499

中国国家版本馆CIP数据核字第2025HV5097号

家庭医生疑难案例精编

主审　俞卓伟
主编　孙嫵　杨道良

上海世纪出版(集团)有限公司
上 海 科 学 技 术 出 版 社 出版、发行
(上海市闵行区号景路159弄A座9F-10F)
邮政编码201101　www.sstp.cn

字数 180千字
2025年6月第1版　2025年6月第1次印刷
ISBN 978-7-5478-7136-2 / R·3256
定价：88.00元

内容提要

本书是复旦大学附属华东医院原院长俞卓伟教授在上海市长宁区周家桥街道社区卫生服务中心带教近十年，带领中国第一代家庭医生接诊并分析社区疑难病例，从百余份病例手稿里精心筛选出20篇极具代表性的病例，汇编成册。

书中所选病例均真实可靠，“全科思路”贯穿全书始终。从病例资料的收集整理、家庭医生的热烈讨论，到俞教授的精准总结与点评，全方位展示了全科思维诊疗模式与全科医学整体观理念。全书秉持“整体观人、通科看病”的核心理念，处处彰显全科职业素养，为基层运用“全科思维”接诊开辟了全新思路。家庭医生及在规范化培养的全科医生通过深入研读本书，能汲取宝贵的接诊经验，在基层医疗机构面对类似症状或疾病时，可获得极具价值的参考与借鉴。

编者名单

主　审 · 俞卓伟

主　编 · 孙　嬿　杨道良

顾　问 · 周美红　肖　峰

副主编 · 乔莉华　陈晓怡

编　委（以姓氏笔画为序）

于爱华　王　蔚　王雯雯　仇明阳　乌日娜　方　红
刘　灿　孙　雄　李　娜　李　涛　杨　凯　吴娓娓
陆伟峰　陈　宇　郑亦青　胡咏华　黄子钧

参编人员（以姓氏笔画为序）

成海燕　朱国兰　聂行宜　黄　钰　黄天明

序

作为全国基层医疗改革的先锋，上海市长宁区自2008年起在周家桥街道社区卫生服务中心率先试点“责任制医生”服务模式，并在此后不断深化家庭医生制度改革。2011年，上海市首个以家庭医生命名的服务品牌——“陈华工作室”正式成立，标志着“家庭医生”这一理念的明确提出与落地实践。

在基层医疗改革的探索实践中，长宁区不仅在家庭医生制度方面率先垂范，更在家庭医生全科能力建设上始终秉持夯实基础、提升能级的理念。早在2006年，得益于时任复旦大学附属华东医院院长俞卓伟教授的鼎力支持，长宁区卫生健康委员会积极推动医疗资源的纵向整合。俞老院长明确提出了“全面支撑社区家庭医生工作”的方针，并在复旦大学附属华东医院设立了“社区双向转诊办公室”，开创了三甲医院与社区医疗协同发展的崭新模式。如今，这一合作已迈入第十轮，连续二十余年的携手共进，对家庭医生全科能力的提升以及长宁区家庭医生制度的深化发展产生了深远的影响。

上海市长宁区周家桥街道社区卫生服务中心紧紧抓住改革契机，组织家庭医生与复旦大学附属华东医院专家团队结对签约。尤为值得一提的是，年逾古稀的俞卓伟老院长仍亲自投身于教学查房和疑难病例研讨，将三甲医院的诊疗智慧与社区医疗实践深度融合。这份跨越十余年的医者传承，生动展现了“大医精诚”的崇高职业精神。

时光如梭，今日有幸拜读由俞老院长指导、周家桥街道社区卫生服务中心家庭医生团队精心编纂的《家庭医生疑难病例精编》，内心倍感欣喜。这部凝聚编者团队智慧的著作，生动再现了家庭医生们在病例讨论中所展现的热烈而严谨的学术氛围，堪称新时代家庭医生蓬勃发展的缩影。书中不仅涵盖了常见病症的深入探讨，还触及社区罕见病、卵圆孔未闭引发的头痛症等病例，极大地拓宽了全科医生的诊疗视野；书中所呈现的老年多病共患病例，使我们深刻领悟到如何有效区分主要矛盾与次要矛盾，充分贯彻了俞老院长“以哲学思维破解全科难题”的核心理念；此外，书中多篇病例涉及心理健康问题，不仅让我们深刻认识到全科医疗与专科医疗的异同，更直观地体会到“全专结合诊疗模式”的显著成效。

本书全景式展现了俞老院长“以整体观人、以通科看病”的全科医学理念。在国家大力推动基层医疗卫生改革的关键时刻，此书的出版恰逢其时。我们期望通过家庭医生们分享的病例经验和心得感悟，激发更广泛的学术探讨，进而助力家庭医生队伍的专业素养提升。

翻开此书，让“以人为本”的医学温情薪火相传。

上海市长宁区卫生健康委员会主任

2025 年 3 月

前言

在医学领域，基层医疗始终是守护人民健康的第一道防线。伴随着我国医疗卫生事业的持续进步，全科医学作为基层医疗的核心学科，承担着提升社区医疗服务水平、推进分级诊疗制度实施的重要职责。

俞卓伟教授常言，要“做强基层帮手、分级诊疗推手、当诊治高手”。十二年来，俞教授始终如一，深入基层，倾心指导我们周家桥街道社区卫生服务中心的全科发展。他秉持“整体观人、通科看病”的理念，将全科医学理念与通科诊疗思维深深融入社区医疗实践。通过百余场疑难病例讨论，俞教授的教学不仅注重医学知识的传授，更强调“医学温度”的传递。他引导家庭医生在诊治中展现“周到”的全科思维，在带教中体现“细致”的师者风范，在服务中传递“温暖”的医者情怀。

在俞教授的悉心指导下，周家桥街道社区卫生服务中心的全科建设取得了显著成效。家庭医生个人先后获得“中国医师奖”、“全国优秀基层健康科普专员”、上海市十佳家庭医生、长宁区“社区名医”等称号；家庭医生团队获得上海市巾帼创新工作室、长宁区医学硕博士创新人才基地、长宁区优秀家庭医生工作室等荣誉。这些成绩的取得，既是俞教授多年辛勤付出的成果，也是周家桥社区卫生服务中心坚持学科发展与医院建设并重的生动体现。

为传承俞教授的学术思想与教学经验，我们在其悉心指导下，以“症状典型、诊疗思路彰显全科思维、基层易于掌握、需重点关注情形”等为主要遴选标准，从近十年的病例讨论手稿中精心筛选出 20 个典型案例。这些案例既涵盖了社区常见慢性病及共病管理的棘手问题，也涉及易被漏诊的罕见病症的早期识别。

本病例集于 2025 年 5 月 19 日“世界家庭医生日”前夕隆重出版，以此贺庆俞卓伟教授在周家桥社区家庭医生带教中的宝贵十年。谨以此书向所有扎根社区、守护健康的先锋致敬，愿这些融合了专家智慧与基层实践经验的案例，成为全科医生提升临床思维能力的坚实阶梯。若书中存在疏漏之处，恳请各位同行不吝赐教，共同丰富和完善这份属于中国家庭医生的成长档案。

孙嫣　杨道良
上海市长宁区周家桥街道社区卫生服务中心
2025 年 3 月

目录

病例 1

肝功能异常背后的“元凶”
被人们低估的脂肪肝

家庭医生 · 吴娓娓　杨凯　成海燕

病例概述

病史摘要

1. 现病史：患者，女性，73 岁。患者于 2022 年 8 月体检时发现肝功能异常，具体指标为丙氨酸氨基转移酶 54 U/L（升高）、天冬氨酸氨基转移酶 65 U/L（升高）、γ-谷氨酰转移酶 54 U/L（升高）、肌酸激酶 233.4 U/L（升高）。鉴于患者已连续服用阿托伐他汀药物 3 个月，初步诊断为药物性肝损伤，随即停药。患者于 1 个月后复查，各项指标略有波动，丙氨酸氨基转移酶 55 U/L（升高）、天冬氨酸氨基转移酶 63 U/L（升高）、γ-谷氨酰转移酶 56 U/L（升高）、肌酸激酶降至 93.2 U/L。病程中，患者偶感头晕乏力，但无恶心、呕吐、腹胀、腹泻等不适症状。自起病以来，患者精神尚可，食欲正常，睡眠质量佳，二便正常，体重无明显下降。

2. 既往史：患者既往有 3 年甲状腺功能减退病史，长期口服左甲状腺素钠（优甲乐 75 μg，每日 1 次）；同时伴有 1 年血小板减少史，服用醋酸泼尼松龙（5 mg，每日 1 次）。此外，患者确诊膜性肾病已 9 年（2020 年经外院肾穿刺明确诊断，曾服用中药治疗，目前已停药）。患者多年患有脂肪肝，但既往肝功能检查未见异常。1 年前接受过一次血脂净化术（俗称“洗血脂疗法”），具体细节不详。患者否认有结核、肝炎等传染病史，无食物和药物过敏史，亦无冠心病、慢性支气管炎等慢性疾病史。

3. 婚育史：否认冶游史，已婚且育有一女，25 岁结婚。

4. 月经史：月经周期规律且正常，经量适中。

5. 个人史：否认有吸烟及饮酒史，饮食口味偏好清淡。

6 家族史：无相关疾病家族史。

体格检查

体温 36.8℃，脉搏 78 次 / 分，呼吸 16 次 / 分，血压 128/72 mmHg，身高 16 c m，体重 6 kg ，体重指数 24.6 kg/m^2。神志清醒，呼吸平稳，皮肤黏膜未见瘀点及瘀斑，全身浅表淋巴结未触及肿大。咽部无充血，双肺呼吸音清晰，未闻及干湿性啰音。心率 78 次 / 分，心律整齐，各瓣膜区未闻及明显杂音。腹部平坦柔软，无压痛，未触及明显包块，肝脾肋下未触及，移动性浊音阴性，肠鸣音 4 次 / 分。四肢肌力 V 级，肌张力正常，双下肢无水肿，生理反射存在，病理征未引出。

辅助检查

详见表 1–1。

表 1-1 · 患者辅助检查及结果

时　间	检查项目	检　查　结　果
2020 年（外院）	肾穿刺	病理：膜性肾病
2022 年 3 月（外院）	腹部 B 超	轻度脂肪肝
2022 年 6 月（外院）	血脂系列	总胆固醇 65 m　mol/L ↑ 高密度脂蛋白 2.21 mmol/L 低密度脂蛋白 3.45 mmol/L ↑ 甘油三酯 1.53 mmol/L
	肾功能	未见异常
2022 年 8 月（外院）	乙型肝炎两对半	乙型肝炎病毒表面抗体阳性，其余均阴性 乙型肝炎病毒核酸定量＜ 5 × 10 U/mL
	肝功能	丙氨酸氨基转移酶 54 U/L 天冬氨酸氨基转移酶 6 U　/L γ-谷氨酰转移酶 54 U/L 肌酸激酶 233.4 U/L
2022 年 9 月	肝功能	丙氨酸氨基转移酶 55 U/L 天冬氨酸氨基转移酶 6 U　/L γ-谷氨酰转移酶 56U　/L 肌酸激酶 93.2 U/L
	凝血功能	D-二聚体 1.3 mg/L

病例讨论与分析

家庭医生讨论

家庭医生杨凯 · 患者为老年女性，患有脂肪肝多年，肝功能异常已持续 1 月余，且与服用他汀类药物的时间线存在重叠。尽管停药后肝功能异常未见明显改善，但肌酸激酶水平显著下降，仍不排除药物引起的肝损伤可能性。鉴于患者长期患有脂肪肝，建议进一步完善肝硬度等相关检查，以明确该疾病的可能性。

家庭医生李娜 · 该患者肝功能异常，初步考虑不排除由脂肪肝引起，已排除乙型肝炎病毒感染及肝脏肿瘤的可能性，但仍需进一步检查以排除其他四种病毒性肝炎的风险。此外，患者伴有血小板减少症及膜性肾病等自身免疫相关疾病，建议进一步完善自身免疫性相关指标的检测，以明确是否存在自身免疫性肝病的可能性。

家庭医生陶文勤 · 患者罹患脂肪肝多年，然而肝功能异常仅出现于近一个月内。患者有他汀类药物服用史，但否认使用其他重要药物。目前缺乏自身抗体检测结果。尽管如此，考虑到患者既往患有血小板减少症及膜性肾病，仍不能完全排除自身免疫性疾病的可能性。患者曾有过“洗血”经历（具体细节不明），鉴于该事件距今已有一年时间，可作为参考信息。

家庭医生吴娓娓 · 基于患者的既往检验结果和病史，初步考虑脂肪肝的可能性较大，但由于缺乏自身抗体检测结果，尚不能完全排除自身免疫性疾病对肝功能的影响。该患者否认有肝炎病史，未使用过重要药物，也未接触过重要化学物质。然而，目前仅有的检查报告仅涵盖乙型肝炎血清标志物检测，对于可能伴随乙型肝炎病毒共同引起的丁型肝炎等传染病尚未进行检测。因此，有必要进一步补充甲型肝炎、丙型肝炎、戊型肝炎的相关检测，以排除这些肝炎的潜在风险。目前，赞同前几位医生的诊断思路，建议进一步完善自身抗体检测和肝硬度检查，待相关报告完善后，再行明确诊断。

俞卓伟教授分析

✧ 患者肝功能异常已持续 1 月余，肝损伤主要见于病毒性肝炎，涵盖急性和慢性肝炎。甲型肝炎和戊型肝炎主要通过消化道传播；乙型肝炎和丙型肝炎则主要通过血液传播；丁型肝炎多伴随乙型肝炎同时发生。建议进一步进行相关病毒学检测以明确诊断。此外，肝损伤也可能由药物性肝损伤引起，包括患者前期服用的他汀类药物及含重金属的药物等。目前患者已停用他汀类药物。再者，自身免疫性疾病导致的自身免疫性肝病亦是肝损伤的常见原因，近年来对该病的认知显著提升，发病率逐渐上升，易引发肝纤维化。诊断的金标准为肝脏穿刺。该病涵盖自身免疫性肝炎、原发性胆汁性胆管炎、原发性硬化性胆管炎，以及两种疾病同时存在的重叠综合征和 IgG4 相关的肝胆疾病。

✧ 患者的膜性肾病属于自身免疫性肾小球疾病。未经治疗的成年人，其 1 年、2 年和 3 年的完全缓解率分别为 10%、16% 和 22%。该病的预后与年龄、性别、初治时的肾功能及并发症等因素密切相关。日常生活中，建议多摄入优质蛋白质；对于肾功能无明显损害的患者，无须限制蛋白质摄入。该患者既往的肾功能检查均未显示出肾损伤迹象。该疾病最危险的并发症是血栓和栓塞，其中以肾静脉血栓形成最为常见。

✧ 脂肪肝是社区常见的疾病，近 30 年来，随着国内物质条件的显著改善，其发病率逐年攀升。我国脂肪肝的患病率高达 27%，且起病年龄呈现年轻化趋势；在肥胖、代谢综合征、2 型糖尿病及长期过量饮酒的患者中，脂肪肝的患病率更是高达 50%。脂肪肝可分为轻、中、重度三型：轻度脂肪肝指 5%～32% 的肝细胞发生脂肪变性；中度脂肪肝指 33%～6% 的肝细胞发生脂肪变性；重度脂肪肝则指 6 % 以上的肝细胞发生脂肪变性。超声波、CT、磁共振等影像学检查可进行诊断。

✧ 脂肪肝的病因主要包括：酒精性肝病，即长期过量饮酒导致的慢性肝脏损伤，初期表现为酒精性脂肪肝，进而可能发展为酒精性脂肪性肝炎、肝纤维化和肝硬化；非酒精性脂肪性肝病，由遗传易感性和营养过剩及其并发症引起的慢性肝损伤，如胰岛素抵抗、肥胖症、代谢综合征、2 型糖尿病等；特殊类型脂肪肝，主要由某些药物和环境毒素（如化学物质、有机溶剂等）引起，还包括肠外营养、炎症性肠病、营养不良，以及丙型肝炎病毒感染、自身免疫性肝炎等导致的脂肪肝。

✧ 脂肪肝起病隐匿，病程进展缓慢，通常无明显症状，多在体检时才被发现；少数患者可能出现乏力、右上腹不适或便秘；部分患者则会出现肝大。发展到肝硬化失代偿期时，其症状与其他原因所致的肝硬化相似。脂肪肝患者在无肝损伤的情况下，应定期随访并调整生活方式，如控制饮食和增加运动量，以控制体重和改善肝脏健康。一旦出现肝损伤，需明确损伤原因，并在医生指导下尽早开始抗炎和保肝治疗。患者可选择消化内科或肝病科就诊。

✧ 对于脂肪肝的治疗，酒精性和非酒精性脂肪性肝病均属于不良生活方式相关的慢性肝病，需长期综合治疗。治疗脂肪肝的基础措施包括：合理膳食、戒烟限酒、规律体育锻炼、维持良好心态以及谨慎使用药物。抗炎保肝药物主要用于氨基转移酶持续增高以及脂肪性肝炎和肝纤维化患者。

全科诊疗思路与过程

综合评估

1. 诊断：肝功能异常可能。

2. 危险因素：患者多年来一直患有脂肪肝。

3. 健康问题：高脂血症。

4. 并发症与其他临床情况：暂无。

5. 患者受教育程度较高，依从性良好，家庭关系和谐，家庭可利用资源及社会支持尚可。

治疗方案

1. 建议患者保持清淡饮食，严格控制体重，减少油脂类食物的摄入。在日常生活中，应注重劳逸结合，避免过度疲劳，并通过适量运动来增强体质。

2. 在完善肝炎、自身抗体及肝硬度等相关检查后，将明确下一步的治疗方案。

随访（表 1-2）

1. 2022 年 10 月，患者在某三甲医院进行肝功能复查，结果显示：肝炎各项指标均为阴性；在自身抗体检测中，抗核抗体 1∶100 呈阳性（着丝点型），其余各项指标均为阴性；肝硬度检查提示存在中度脂肪肝（CAP 值为 274 dB/m）和中度纤维化（肝硬度值为 9.9 kPa）。据此，医生开具了双环醇治疗方案（25 mg，每日 3 次，口服）。

2. 2022 年 12 月，肝功能复查结果如下：丙氨酸氨基转移酶 15 U/L，天冬氨酸氨基转移酶 28 U/L，γ-谷氨酰转移酶 34 U/L。基于上述检查结果，诊断为脂肪肝，并恢复服用阿托伐他汀治疗（20 mg，每晚一次）。

3. 2023 年 6 月，我院复查肝功能结果显示：丙氨酸氨基转移酶 22 U/L，天冬氨酸氨基转移酶 34 U/L，γ-谷氨酰转移酶 29 U/L，肌酸激酶 91.6U /L。

表 1-2 · **患者随访辅助检查及结果**

时　间	检查项目	检　查　结　果
2022 年 10 月	各项肝炎筛查	阴性
	自身抗体	抗核抗体 1∶100 阳性（着丝点型） 余均为阴性
	肝硬度	中度脂肪肝（CAP 值为 274 dB/m） 中度纤维化（肝硬度值为 9.9kPa）
2022 年 12 月	肝功能	丙氨酸氨基转移酶 15 U/L 天冬氨酸氨基转移酶 28 U/L γ-谷氨酰转移酶 34 U/L

续 表

时　间	检查项目	检 查 结 果
2023 年 6 月	肝功能	丙氨酸氨基转移酶 22 U/L 天冬氨酸氨基转移酶 34 U/L γ-谷氨酰转移酶 29 U/L
	生化检查	肌酸激酶 96 U/L

家庭医生心得感悟

✧ 脂肪肝是我们日常生活中常见的疾病，但在肝功能出现损伤时，需尽快明确原因。除了脂肪肝导致的肝损伤外，还有其他多种原因或疾病也可能引发肝损伤，包括病毒性肝炎、酒精性肝病、胆道疾病、自身免疫性肝病、药物性肝炎、遗传代谢性肝病、肝硬化、肝癌等。应嘱患者，若出现肝功能异常，切勿自行上网诊病、妄下诊断结论，更不可盲目使用药物，而应立即前往医院就诊。医生会结合患者的症状、体征、病史及相关检测指标等资料，进行综合系统分析，帮助患者找到肝功能异常的根源，从而制定相应的治疗方案。

✧ 该患者经排除其他因素后，明确了病因，并接受了针对性治疗，取得了良好的疗效。社区医院在处理脂肪肝这一常见病、多发病时，采用科学的方法进行诊断和治疗，能够事半功倍。

专家划重点

· 脂肪肝，即脂肪性肝病的简称，是由多种因素导致的肝细胞内脂肪过度堆积所引发的病变。其病理特征表现为脂肪变性和脂质沉积，严重影响了患者肝脏的正常功能。目前，脂肪肝已成为全球最常见的慢性肝病，亦是我国首要的慢性肝病。过去几十年间，其患病率急剧上升。此外，脂肪肝与糖尿病、心血管疾病的风险增加密切相关，已被视为一项全球性的公共卫生难题[1]。

· 目前，针对脂肪肝的治疗尚未确立明确的治疗方案。在患者肝功能尚未出现显著异常的情况下，肝脏损伤是可逆的。通常建议患者采取低脂健康饮食和适度运动，以减少脂肪在肝脏内的沉积。因此，脂肪肝患者早期肝损伤的治疗成为影响预后的关键因素。早发现、早诊断、早治疗，能够有效预防脂肪肝的发生和进一步发展[2]。

· 饮食治疗：鉴于富含饱和脂肪、胆固醇、精制碳水化合物、含糖饮料、深加工食品等能量密集或炎症潜能食品与非酒精性脂肪性肝病的流行相关，而健康饮食指数、降血压饮食得分、地中海式饮食评分以及具有高抗氧化能力的食物（新鲜水果、绿色蔬菜、全谷物、富含 ω-3 多不饱和脂肪酸的食物）则降低非酒精性脂肪性肝病风险，建议此类患者兼顾控制能量摄入和调整饮食结构。能量限制程度与患者体质量下降和肝功能改善之间有量效关系，每天减少 500～1 000 kcal 可以逐步减重并减少肝脏脂肪含量，伴胰岛素抵抗改善和转氨酶复常。低碳饮食、低脂饮食、间断性禁食、地中海饮食都可以减重且可使心血管和肝脏获益。此外，还需多饮水并将每天钠（盐）摄入限制在2 300 mg以内[3]。

· 运动治疗：逐步增加运动量的锻炼可以增加骨骼肌质量和功能，并独立于体质量减少肝脂肪含量。每周进行3～5天中等强度有氧运动，当累计135分钟以上时可改善非酒精性脂肪性肝病患者心肺功能并减少肝脂肪含量；累计150～240分钟以上还能减少体重指数和腰围。每周进行3～5天高强度间歇训练（包括2～4分钟内进行1～5次高强度训练，间或进行2～3分钟低强度恢复训练）也可以减少肝脂肪含量，并可能改善心肺功能。为此，非酒精性脂肪性肝病患者需要坚持中等强度有氧运动和（或）高强度间歇训练。运动量与肝脂肪含量减少之间存在量效关系，每周150分钟快走并坚持3个月以上可使非酒精性脂肪性肝病患者肝脏磁共振质子密度脂肪含量测定（MRI-PFF）降低30%以上[3]。

参考文献

[1] 曾武武．中西医结合疗法对非酒精性脂肪肝患者肝功能和血脂的影响［J］．中国初级卫生保健，2010，24（2）：107-108.

[2] Cui J J, Wang Y, Xue H W. Long non-coding RNA CAS5 contribt es to the progressing of nonalcoholic fatty liver disease by targeting the microRNA-29a-3p/NOTCH2 axis[J]. Bioengineered, 2022, 13(4): 8370-8383.

[3] 范建高，徐小元，南月敏，魏来，贾继东，庄辉，施军平，李小英，孙超，李婕，黄炜燊，段钟平．代谢相关（非酒精性）脂肪性肝病防治指南（2024年版）［J］．实用肝脏病杂志，2024，27（04）：494-510.

病例 2

头晕头痛寻根究底
系统排查、综合治疗难治性高血压

家庭医生 · **乌日娜**

病例概述

病史资料

1. 现病史：患者，男性，84 岁，主诉头晕、头痛 10 余年。患者于 10 余年前无明显诱因逐渐出现头晕，伴间断性头痛，测血压偏高（具体不详），无胸闷、胸痛，无活动后气促，无黑矇，无意识障碍，无肢体无力，无心悸多汗，无视力减退，未予重视。间断服用缬沙坦，血压控制欠佳，波动在 180/100 mmHg 左右。2021 年 12 月 1 日查血肌酐 156 μmol/L ↑（正常参考值 45～84 μmol/L），胱抑素 2.17 mg/L ↑（正常参考值 0.51～1.09 μmol/L），血管紧张素Ⅱ 128.31 pg/mL（正常），肾素 6.89 pg/ mL（正常），醛固酮 199.10 pg/mL（正常），血管紧张素Ⅰ 10.16 pg/ mL（正常），醛固酮 / 肾素 0.3（正常），同型半胱氨酸 21.6 μmol/L ↑（正常参考值 0～20 μmol/L）。调整降压药物为硝苯地平控释片（30 mg，每日 2 次）、阿罗洛尔（10 mg，每日 2 次）、吲达帕胺（2.5 mg，每日 1 次）。2021 年 12 月 8 日行肾动脉 MRA 平扫显示：双侧肾动脉硬化，左侧肾动脉显示浅淡，右侧肾动脉局部管腔狭窄。肾上腺 MRI 平扫显示：左侧肾上腺饱满，右侧肾上腺平扫未见明显异常。左肾偏小，右肾数枚囊灶。附见：肝脏散在囊灶，胰腺萎缩。2021 年 12 月 13 日行心脏超声检查显示：二尖瓣钙化，主动脉瓣钙化伴轻度反流。2021 年 12 月 14 日行 24 小时动态血压监测示：24 小时血压负荷收缩压白天重度升高（平均值 159 mmHg，最大值 233 mmHg），晚间中度升高（平均值 154 mmHg，最大值 217 mmHg），24 小时血压负荷舒张压白天中度升高（平均值 105 mmHg，最大值 206m mHg），晚间轻度升高（平均值 77 mmHg，最大值 171 mmHg）；24 小时昼夜节律正常。调整用药方案为硝苯地平控释片（30 mg，每日 2 次）、盐酸阿罗洛尔（10 mg，每日 1 次）、吲达帕胺 2.5 mg（2.5 mg，每日 1 次）、盐酸可乐定（75 μg，每日 3 次）。患者目前血压控制欠佳，为求进一步治疗来院。患者自发病以来精神尚可，食欲正常，睡眠质量可，大小便如常，体重无明显减轻。

2. 既往史：患者有 3 年糖尿病病史，自 2021 年 10 月起间断服用格列齐特缓释片（30 mg，每日 1 次）。2021 年 12 月 1 日检查结果显示，空腹血糖高达 9.6m　mol/L（↑），糖化血红蛋白为 8.5%（↑）。目前治疗方案为瑞格列奈（1 mg，每日 3 次）+ 利格列汀（5 mg，每日 1 次），以控制血糖，空腹血糖水平维持在 8～10 mmol/L。此外，患者合并有 3 年高脂血症，目前服用血脂康进行治疗。同时，患者有 4 年高同型半胱氨酸血症病史。患者否认有肝炎、结核等传染病史，无其他慢性病史、手术史、输血史及食物过敏史，但对磺胺类药物过敏，且无其他特殊药物应用史，预防接种情况不详。

3. 个人史：生于上海，无烟酒史。父母已故。已婚，育有两女，妻女均健康，其中一女定居国外。

体格检查

体温 36.4℃，脉搏 78 次 / 分，呼吸 18 次 / 分，血压 185/97 mmHg，体重指数 24.8 kg/m^2。发育正常，营养中等，体形匀称，自主体位，神志清晰，语言流畅，查体合作；皮肤无黄染、无苍白；巩膜无黄染；颜面无水肿；双肺呼吸音低，未闻及干湿啰音；叩诊心界不大，心率 78 次 / 分，心律整齐，未闻及杂音；腹部柔软，无压痛及反跳痛，无肌紧张，肝脾肋下未触及，双下肢无水肿。

辅助检查

2021 年 12 月，患者进行了一系列检查，相关检查结果详见表 2-1。

表 2-1 · 患者辅助检查及结果

时间	检查项目	检查结果
2021 年 12 月	生化检查（我院）	空腹血糖 9.6m mol/L ↑ 糖化血红蛋白 8.5% ↑ 肌酐 156 μmol/L ↑（正常参考值 45～84 μmol/L） 胱抑素 2.17 mg/L ↑（正常参考值 0.51～1.09 μmol/L） 血管紧张素Ⅱ 128.31 pg/mL（正常） 肾素 6.89 pg/ mL（正常） 醛固酮 199.10 pg/mL（正常）

续 表

时间	检查项目	检 查 结 果
2021年12月	生化检查（我院）	血管紧张素Ⅰ 10.16 pg/ mL（正常） 醛固酮 / 肾素 0.3（正常） 同型半胱氨酸 21.6 μmol/L ↑（正常参考值 0～20 μmol/L） 甘油三酯 3.75 mmol/L 高密度脂蛋白胆固醇 0.78 mmol/L 低密度脂蛋白胆固醇 2.47 mmol/L
	尿常规（我院）	尿蛋白质阴性 尿蛋白 / 尿肌酐 0.08 mg/mmol（正常）
	心脏超声（我院）	二尖瓣钙化 主动脉瓣钙化伴轻度反流
	24小时动态血压（我院）	24小时负荷收缩压白天重度升高（平均值159 mmHg，最大值233 mmHg），晚间中度升高（平均值154 mmHg，最大值217 mmHg） 24小时负荷舒张压白天中度升高（平均值105 mmHg，最大值206 mmHg），晚间轻度升高（平均值77 mmHg，最大值171 mmHg） 24小时昼夜节律正常
	肾动脉MRA平扫（上海某三甲医院）	双侧肾动脉硬化 左侧肾动脉显示浅淡 右侧肾动脉局部管腔狭窄
	肾上腺MRI平扫（上海某三甲医院）	左侧肾上腺饱满 右侧肾上腺平扫未见明显异常 左肾偏小 右肾数枚囊灶 附见：肝脏散在囊灶，胰腺萎缩

病例讨论与分析

家庭医生讨论

家庭医生王雯雯 · 患者为老年男性，因“头晕、头痛 10 余年”前来就诊，既往未规律服药。经完善肾素、血管紧张素等高血压相关激素检查，结果显示肾素水平相对升高。肾动脉 MRA 平扫提示：双侧肾动脉硬化，其中左侧肾动脉显影浅淡，右侧肾动脉局部管腔狭窄。肾上腺平扫显示：左侧肾上腺饱满，左肾偏小。目前不能排除肾性高血压的可能性，建议进一步行肾动脉增强 CT 血管造影及磁共振血管成像检查以明确诊断。

家庭医生王小冬 · 患者为老年男性，因“头晕、头痛 10 余年”前来就诊。经追问病史，发现患者 20 余年前已出现血压升高，但未引起重视。患者睡眠时长期存在鼾症，建议进行睡眠呼吸检测以明确诊断。患者日常饮食偏咸，建议调整为清淡饮食。此外，患者血同型半胱氨酸水平较高，可能对高血压有加重影响，建议补充叶酸及 B 族维生素。

家庭医生乌日娜 · 结合患者病史，患者虽使用≥ 3 种降压药物，血压控制仍不理想，高度怀疑为难治性高血压。然而，目前降压方案实施时间较短，建议继续按当前治疗方案治疗 1 个月以上，再评估其效果。此外，患者长期服用多种保健品，如三七、人参、阿胶等，建议邀请中医科会诊，评估这些保健品的相互作用及其对高血压的潜在影响。

俞卓伟教授分析

✧ 结合患者病史，若考虑为原发性高血压，由于服药不规律，难以评估疗效，建议在继续当前治疗的同时，需考虑继发性高血压的可能性。

✧ 肾性因素：① 肾脏实质病变：患者目前表现为肌酐升高及肾小球滤过率下降，提示肾功能受损，需高度重视。② 肾血管因素：患者肾血管核磁共振平扫结果显示狭窄，需进一步通过增强 CT 血管造影或核磁共振血管造影明确诊断。③ 肾脏周围病变。

✧ 内分泌性因素：嗜铬细胞瘤的特异性及敏感性较高的指标为血浆游离 3-甲氧基肾上腺素；原发性醛固酮增多症的关键指标是醛固酮 / 肾素比值（ARR），当该比值升高时，诊断的特异性和敏感性均显著提升。目前研究表明，原醛患者中仅有 9%～37% 伴有低钾血症。

✧ 此外，还需关注患者的心血管病变（主动脉瓣关闭不全、主动脉狭窄等）、呼吸睡眠暂停综合征，以及使用影响降压药效果的药物（表 2-2）[4]。

表 2-2 · 影响降压药效果的药物

药物种类	药物名称
非麻醉性镇痛药	非甾体类抗炎药，包括阿司匹林、选择性环氧合酶-2 抑制剂（大剂量）
去充血剂	去氧肾上腺素、伪麻黄碱

续 表

药物种类	药 物 名 称
减肥药	西布曲明
特殊药品	麻醉药品：可卡因 精神药品：哌甲酯、右苯丙胺、苯丙胺、去氧麻黄碱、莫达非尼
抗抑郁药	单胺氧化酶抑制剂、5-羟色胺-去甲肾上腺素再摄取抑制剂、三环抗抑郁药
糖皮质激素	地塞米松、氟氢可的松、甲泼尼龙、泼尼松、泼尼松龙
免疫抑制剂	环孢素
抗肿瘤药	VEGF 单克隆抗体（如贝伐珠单抗） TKI（如舒尼替尼、索拉菲尼）
天然甘草和药源性甘草	甘草片
中药	麻黄、高剂量人参等
其他	口服避孕药和激素替代治疗、重组人促红细胞生成素、抗结核药等

注：包括但不限于表中所列药物。VEGF 为血管内皮生长因子：TKI 为酪氨酸激酶抑制剂。

全科诊疗思路与过程

综合评估

1. 诊断及诊断依据

(1) 高血压（3 级，极高危）：患者为老年男性，行 24 小时动态血压监测结果显示：24 小时血压负荷中，收缩压白天重度升高（平均值 159 mmHg，最大值 233 mmHg），晚间中度升高（平均值 154 mmHg，最大值 217 mmHg）；舒张压白天中度升高（平均值 105 mmHg，最大值 206 mmHg），晚间轻度升高（平均值 77 mmHg，最大值 171 mmHg）；24 小时昼夜节律正常。高血压 3 级诊断明确。

(2) 2 型糖尿病：患者具有 3 年糖尿病病史，空腹血糖高达 9.66 mmol/L（↑），糖化血红蛋白水平为 8.5%（↑）。糖尿病诊断明确。

(3) 慢性肾功能不全（CKD3 期）：肌酐 156 μmol/L ↑，胱抑素 2.17 mg/L ↑，肾小球滤过率 38.45 mL/(min · 1.73 m^2)。患者肾功能显著减退，肾小球滤过率仅为 38.45 mL/(min · 1.73 m^2)，左肾明显缩小，慢性肾功能不全（CKD3 期）的诊断可能性较大，建议进一步随访肾功能以明确诊断。

(4) 高脂血症：患者已确诊患有高脂血症 3 年，目前正通过服用血脂康进行治疗，高脂血症的诊断结果明确无疑。

(5) 高同型半胱氨酸血症：患者患有 4 年高同型半胱氨酸血症病史，同型半胱氨酸浓度为 21.6 μmol/L ↑，据此明确诊断为高同型半胱氨酸血症。

治疗方案

1. 建议患者遵循低脂、低盐、优质低蛋白质的糖尿病饮食方案，并保持规律的作息习惯。

2. 进一步优化肾血管增强磁共振血管造影技术，完善甲状腺及甲状旁腺功能检测，提升血浆游离 3-甲氧基肾上腺素的检测精度，并加强呼吸睡眠监测等各项检查的全面性。

3. 根据检查结果反馈，及时调整治疗方案。

4. 药物治疗方案如下。

(1) 降血压：硝苯地平控释片（30 mg，每日 2 次，口服）+ 吲达帕胺片（2.5 mg，每日 1 次，口服）+ 盐酸阿罗洛尔片（10 mg，每日 1 次，口服）+ 盐酸可乐定片（75 μg，每日 3 次，口服）。

(2) 降血同型半胱氨酸：叶酸片（5 mg，每日 1 次，口服）+ 复合维生素 B 片（1 片，每日 3 次，口服）。

(3) 降血脂稳定斑块：普伐他汀片（20 mg，每晚 1 次，口服）。

(4) 降血糖：瑞格列奈片（1 mg，每日 3 次，口服）+ 利格列汀片（10 mg，每日 1 次，口服）。

(5) 益气护肾治疗：金水宝片（4 片，每日 3 次，口服）。

5. 患者目前同时服用 10 余种国产及进口保健品，建议立即停止服用所有保健品。

随访

1. 2022 年 1 月 5 日，患者在外院进行肾动脉增强磁共振血管成像检查结果显示：双侧肾动脉存在硬化现象，左侧肾动脉未显影，提示管腔重度狭窄至闭塞；右侧肾动脉近端局部管腔显著狭窄；左侧肾脏出现萎缩，左肾灌注显著降低（图 2-1）。

2. 2022 年 1 月 25 日，患者在我市某三甲医院血管外科拟接受肾动脉支架植入术。术中发现双侧肾动脉显著狭窄，导致支架无法放置。

3. 2022 年 1 月 7 日，患者在我院进行了呼吸睡眠监测，结果显示：睡眠呼吸暂停指数（AHI）为 24.1 次 / 小时（其中中枢性占 9%，阻塞性占 91%），符合临床中度分型，属于混合性睡眠呼吸暂停（图 2-2）。建议患者前往呼吸科就诊，并在睡眠时使用呼吸机，患者拒绝。

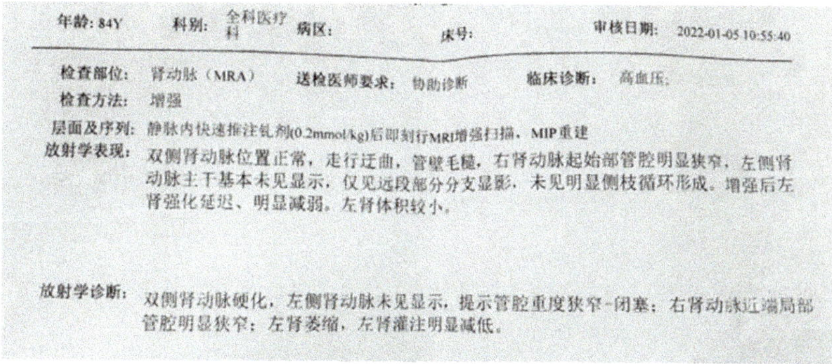

年龄：84Y　科别：全科医疗科　病区：　床号：　审核日期：2022-01-05 10:55:40

检查部位：肾动脉（MRA）　送检医师要求：协助诊断　临床诊断：高血压;

检查方法：增强

层面及序列：静脉内快速推注钆剂(0.2mmol/kg)后即刻行MRI增强扫描，MIP重建

放射学表现：双侧肾动脉位置正常，走行迂曲，管壁毛糙，右肾动脉起始部管腔明显狭窄，左侧肾动脉主干基本未见显示，仅见远段部分分支显影，未见明显侧枝循环形成。增强后左肾强化延迟、明显减弱。左肾体积较小。

放射学诊断：双侧肾动脉硬化，左侧肾动脉未见显示，提示管腔重度狭窄–闭塞；右肾动脉近端局部管腔明显狭窄；左肾萎缩，左肾灌注明显减低。

图 2–1 · 患者肾动脉增强磁共振血管成像检查结果

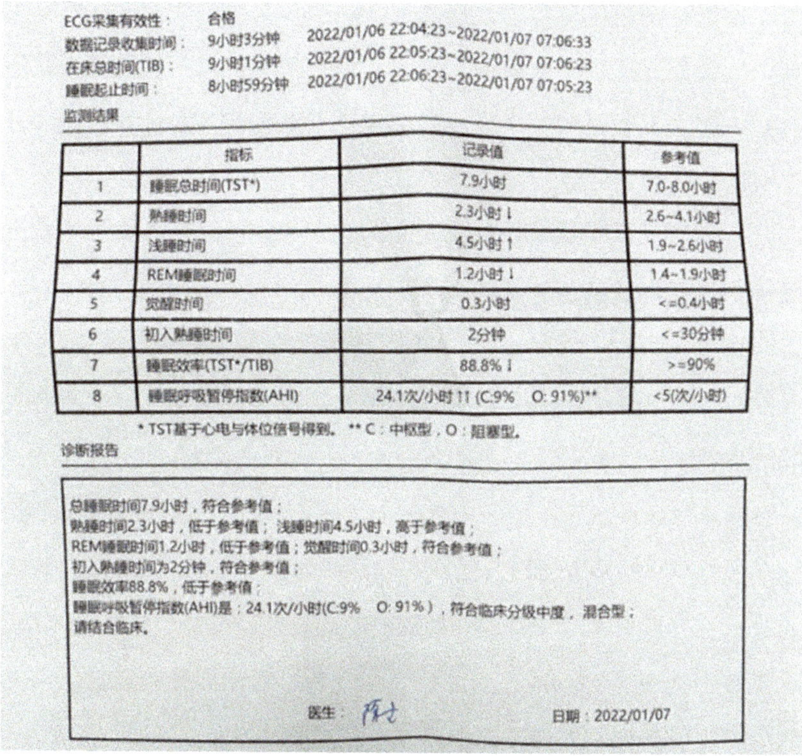

ECG采集有效性：合格

数据记录收集时间：9小时3分钟　2022/01/06 22:04:23~2022/01/07 07:06:33

在床总时间(TIB)：9小时1分钟　2022/01/06 22:05:23~2022/01/07 07:06:23

睡眠起止时间：8小时59分钟　2022/01/06 22:06:23~2022/01/07 07:05:23

监测结果

	指标	记录值	参考值
1	睡眠总时间(TST*)	7.9小时	7.0-8.0小时
2	熟睡时间	2.3小时↓	2.6~4.1小时
3	浅睡时间	4.5小时↑	1.9~2.6小时
4	REM睡眠时间	1.2小时↓	1.4~1.9小时
5	觉醒时间	0.3小时	<=0.4小时
6	初入熟睡时间	2分钟	<=30分钟
7	睡眠效率(TST*/TIB)	88.8%↓	>=90%
8	睡眠呼吸暂停指数(AHI)	24.1次/小时↑↑ (C:9%　O: 91%)**	<5(次/小时)

* TST基于心电与体位信号得到。 ** C：中枢型，O：阻塞型。

诊断报告

总睡眠时间7.9小时，符合参考值；
熟睡时间2.3小时，低于参考值；浅睡时间4.5小时，高于参考值；
REM睡眠时间1.2小时，低于参考值；觉醒时间0.3小时，符合参考值；
初入熟睡时间为2分钟，符合参考值；
睡眠效率88.8%，低于参考值；
睡眠呼吸暂停指数(AHI)是：24.1次/小时(C:9%　O: 91%)，符合临床分级中度，混合型；
请结合临床。

医生：陈*　日期：2022/01/07

图 2–2 · 患者呼吸睡眠监测结果

4. 2022 年 2 月，患者于另一家三甲医院血管外科成功实施了右侧肾动脉支架植入术，手术过程顺利。

5. 在 2022 至 2023 年的门诊随访治疗期间，患者血压维持在 150/80 mmHg 左右。2022 年 6 月，患者糖化血红蛋白水平为 68% 。

家庭医生心得感悟

✧ 难治性高血压患者应详细询问病史，除了常规的症状和体征外，还需特别关注患者的性格心理、睡眠状况、健康观念、生活习惯、饮食偏好及治疗依从性等因素。对于老年患者，更需留意是否存在打鼾、不当服用保健品或过度理疗、重复使用多种作用相同或类似的中药制剂，以及情绪心理等方面的问题。

✧ 肾动脉狭窄是难治性高血压的重要病因之一，临床上需高度重视。肾动脉检查应作为难治性高血压患者的一项关键筛查项目，以防止漏诊。

✧ 对于难治性高血压，特别是男性患者，需密切关注是否存在睡眠呼吸障碍。必要时，应进行睡眠呼吸监测，一旦发现异常，应及时转诊至呼吸科或五官科接受治疗，这对血压的有效控制至关重要。

✧ 高同型半胱氨酸血症是引发动脉硬化的主要病因之一，建议通过补充叶酸片和 B 族维生素来降低血液中的同型半胱氨酸水平。除了药物补充，生活方式的调整同样重要。均衡饮食、适量运动和戒烟限酒都是控制同型半胱氨酸水平的有效方法。

✧ 强化患者健康教育，提升患者的依从性，转变其不科学的健康观念，对于疾病的治疗同样具有不可忽视的重要作用。

专家划重点

· 在我国，高血压不仅是患病人数最多的慢性非传染性疾病，也是导致居民心血管疾病发病和死亡风险增加的首要且可改变的危险因素。流行病学数据显示，按照收缩压≥ 140 mmHg 和（或）舒张压≥ 90 mmHg 的诊断标准，2012—2015 年，我国 18 岁及以上成人高血压粗患病率为 27.9%，估计成人高血压患者人数约为 2.45 亿[1]。与此同时，我国高血压的知晓率、治疗率和控制率分别为 51.6% 、45.8% 和 16.8% [2]。

· 难治性高血压是一种特殊类型的高血压，其病因错综复杂，治疗难度较大，且更易导致靶器官损害。目前，关于难治性高血压的定义尚未形成广泛共识。本文所依据的难治性高血压定义是：在患者改善生活方式的基础上，经过至少 4 周的治疗，使用可耐受、剂量充足且合理的 3 种降压药物（包括 1 种血管紧张素转换酶抑制剂或血管紧张素Ⅱ受体阻滞剂、1 种钙离子通道阻断剂、1 种噻嗪类利尿剂）后，诊室及诊室外血压值（涵盖家庭血压监测或 24 小时动态血压监测）仍未能降至目标水平[3]。

· 难治性高血压的病因主要涉及以下几个方面。① 肾脏疾病及肾实质性病变：如慢性肾炎、糖尿病肾病、多囊肾等。肾血管性病变：包括由动脉粥样硬化或纤维肌性发育不良引起的肾动脉狭窄。② 内分泌疾病：涵盖原发性醛固酮增多症、库欣综合征、嗜铬细胞瘤、甲状腺功能异常及肢端肥大症。③ 阻塞性睡眠呼吸暂停低通气综合征。④ 血管结构异常：如主动脉缩窄、肾动脉狭窄。⑤ 药物或物质影响：包括非甾体抗炎药、糖皮质激素、避孕药、拟交感胺类药物，以及酒精、可卡因等物质的滥用。⑥ 肥胖与糖尿病、代谢综合征：表现为胰岛素抵抗、交感神经激活及炎症反应。⑦ 动脉硬化与老龄化：血管弹性降低，导致血压波动加剧。⑧ 交感神经过度兴奋：由慢性压力、焦虑等因素引发的持续交感神经激活。⑨ 药物治疗因素：未能合理联合使用不同机制的药物，剂量未达到理想水平；某些药物（如免疫抑制剂、抗抑郁药）的相互作用可能削弱降压效果。患者依从性差：患者可能存在拒绝服药或漏服药物的情况。

· 难治性高血压的管理需个体化，系统排查潜在病因，给予个性化的治疗及指导。难治性高血压患者血压管理总体原则[4]：① 规范进行诊室血压及诊室外血压（家庭血压、动态血压）测量，确定 RH 患者的血压水平，以实现有效且稳定的血压控制为目标。② 评估并干预影响血压控制的风险因素，包括情绪、心理压力及睡眠质量。③ 积极治疗由高血压引起的靶器官损害及相关临床疾病。④ 停用或尽量避免、减量使用可能引起血压升高的药物。⑤ 持续进行治疗性生活方式的调整。⑥ 评估患者的治疗依从性，并及时纠正不依从行为。⑦ 优化血压评估方案，评估摄盐量，强化流程管理。⑧ 采用有效且稳定的药物及治疗方案，对患者的血压进行有效控制。

· 作为社区医院的全科家庭医生，更应重视患者生活方式和治疗依从性的改善。治疗性生活方式的具体推荐详见表 2-3。[5, 6]。

· 提升高血压患者治疗依从性的策略主要包括：采用简化的治

疗方案（如使用单片复方制剂或长效制剂）、运用服药提醒或电子监测设备、停用导致副作用或不必要的药物、开展健康教育以及定期评估依从性等[7-9]。临床医师应根据具体状况，选择患者易于操作的方法，以增强患者治疗的主动性和依从性。此外，具备条件的情况下，还可考虑利用高血压及相关疾病的远程管理平台[10]。

表 2-3 · 治疗性生活方式改变措施

措施	推荐方案
减重	在超重和肥胖的成年人中降低 5%～10% 的体重 努力将体重指数控制在 24 kg/m^2 以下
限盐	氯化钠摄入量控制在 5 g/d 以下
合理膳食	DASH* 饮食和中国心脏健康饮食及辣膳食
限酒	成年人每日酒精摄入量，男性不超过 25 g，女性不超过 15 g 酒精摄入量的计算方法为 0.8 × 饮用量（mL）× 酒瓶标示的酒精含量（%v/v）/100
运动	每周至少 5 天，每天至少 30 分钟的中等强度运动 *，以有氧运动为主，无氧运动作为补充 不建议未控制的高血压（收缩压＞ 160 mmHg）患者进行高强度或极限运动
心理压力和睡眠	减轻心理压力，改善睡眠质量（保证每天 7～9 小时睡眠时间）
减轻环境诱因	避免寒冷、噪声、空气污染等影响因素

注：* 中等强度运动为能达到最大心率 60%～70% 的运动［最大心率（次 / 分）= 220－年龄］，如步行、慢跑、骑自行车、游泳等。
** DASH 是通过饮食预防及控制高血压的饮食模式。

参考文献

[1] Wang Z, Chen Z, Zhang L, et al. Status of hypertension in China: results from the China Hypertension Survey, 2012–2015[J]. Circulation, 2018, 137(22): 2344–2356

[2] The Writing Committee of the Annual Report on Cardiovascular Health and Diseases in China. Interpretation of the annual report on cardiovascular health and diseases in China 2022[J]. Cardiol Discov, 2024, 4(1): 58–80.

[3] McEvoy J W, McCarthy C P, Bruno R M, et al. 2024 ESC Guidelines for the management of elevated blood pressure and hypertension[J]. Eur Heart J, 2024, 30: ehae178.

[4] 《难治性高血压血压管理中国专家共识》撰写工作组．难治性高血压血压管理中国专家共识［J］．中华高血压杂志（中英文），2024，32（8）：704–709.

[5] Whelton P K, Carey R M, Aronow W S, et al. ACC/AHA/AAPA/ABC/ACPM/AGS/APhA/ASH/ASPC/NMA/PCNA Guideline for the Prevention, Detection, Evaluation, and Management of High Blood Pressure in Adults: A Report of the American College of Cardiology/American Heart Association Task Force on Clinical Practice Guidelines[J]. Circulation, 2018, 138(17): e484–e594.

[6 中国高血压防治指南修订委员会，高血压联盟（中国），中国医疗保健国际交流促进会高血压病学分会，等．中国高血压防治指南（2024 年修订版）［J］．中华高血压杂志（中英文），2024，32（7）：63 –700.

[7] Mancia G, Kreutz R, Brunström M, et al. 2023 ESH Guidelines for the management of arterial hypertension The Task Force for the management of arterial hypertension of the European Society of Hypertension: Endorsed by the International Society of Hypertension (ISH) and the European Renal Association (ERA)[J]. J Hypertens, 2023, 41(12): 1874–2071.

[8] 孟彤，张灵健，沈智文，等．临床药物依从性评价的研究进展［J］．医药导报，2021，40（4）：46 –471.

[9] Choudhry N K, Kronish I M, Vongpatanasin W, et al. Medication adherence and blood pressure control: a scientific statement from the american heart association[J]. Hypertension, 2022, 79(1): e1–e14.

[10] 中国高血压防治指南修订委员会，高血压联盟（中国），中华医学会心血管病学分会，等．中国高血压防治指南（2018 年修订版）［J］．中国心血管杂志，2019，24（1）：24–56

病例 3

心脏支架术后隐藏危机
造影剂相关急性肾损伤

家庭医生 · **胡咏华**

病例概述

病史摘要

1. 现病史：患者，男性，75 岁。患者于 2023 年 7 月初突发胸痛，在某三甲专科医院 A 就诊，急诊诊断为“急性前壁心肌梗死”并收住入院。入院后，急诊行冠脉造影显示冠状动脉左前降支血管急性闭塞，随即进行血栓抽吸及经皮冠状动脉介入术。手术顺利，术后心电监测提示存在阵发性快速型心房颤动，予以抗栓、抗凝、调脂、固斑等治疗。术后随访中发现血肌酐水平进行性升高，由术前的 77 μmol/L 升至 129 μmol/L，遂给予肾衰宁治疗，患者病情平稳后出院。出院后，患者因血糖控制不佳至某三甲医院 B 内分泌科住院治疗，住院期间监测肾功能，血肌酐最高达 290 μmol/L。同年 8 月中旬，患者因“头晕纳差 1 周”再次至某三甲专科医院 A 住院治疗，入院后完善心电图检查，结果显示 V1～V4 导联 ST 段呈弓背向上型抬高 0.05～0.10 mV，伴 T 波倒置，Ⅰ、AVL、Ⅱ、Ⅲ、AVF 导联 T 波低平，V5～V6 导联 T 波浅倒。心脏超声提示左室壁节段性收缩活动异常，伴左心室心尖部血栓形成，大小为 22 mm × 8 mm，左心室射血分数为 32%。经抗栓、调脂、固斑、抗心衰等治疗后病情好转出院。出院后，患者规律用药，病情稳定，无明显胸闷胸痛，日常活动后亦无明显气促。2023 年 11 月，在我院门诊复查肾功能，肌酐为 142 μmol/L，肾小球滤过率为 41.37 mL/(min · 1.73 m^2)。现患者为进一步用药随访指导前来就诊。自发病以来，精神状态尚可，食欲欠佳，睡眠正常，大小便如常，体重无明显减轻。

2. 既往史：患者既往有糖尿病病史近 10 年，于经皮冠状动脉介入术后 1 个月因血糖控制不佳入住某三甲医院内分泌科。入院复查显示糖化血红蛋白为 8.2%，遂调整降糖方案为德谷门冬双胰岛素（10 U，晚餐前注射）+ 达格列净（10 mg，每日 1 次，口服）。监测结果显示，空腹血糖波动于 4～9 mmol/L，餐后血糖为 10～14 mmol/L，睡前血糖为 8～11 mmol/L。近期在我院复查，糖化血红蛋白已降至 6.3% 。患者自述本次心肌梗死入院后发现血压升高，经某三甲专科医院动态血压监测，发现白昼舒张压及夜间血压均升高，血压昼夜节律消失，24 小时血压平均值达 132/95 mmHg，虽接受降压治疗，但因血压过低而停用。2023 年 7 月，经皮冠状动脉介入术后出现血肌酐进行性升高，最高达 290 μmol/L，经肾衰宁治疗后，同年 11 月我院复查肾功能，肌酐降至 142 μmol/L，肾小球滤过率为 41.37 mL/(min · 1.73 m^2)。患者否认患有慢性阻塞性肺疾病、卒中等其他慢性疾病，无肝炎、结核等传染病史，无其他慢性病史，无重大手术外伤史，无输血史，无药物和食物过敏史，无特殊药物应用史，预防接种史不详。

3. 个人史：生于原籍，否认烟酒史，否认疫水疫区接触史。

4. 婚育史：已婚已育，家人体健。

5. 家族史：母亲有高血压和糖尿病病史。否认家族有遗传性疾病史。

体格检查

体温36.3℃，脉搏72次/分，呼吸18次/分，血压100/60 mmHg。发育正常，营养状况中等，体形匀称，自主体位，神志清醒，言语流畅，查体配合。皮肤无黄染及苍白，巩膜无黄染，颜面无水肿，甲状腺触诊无异常，未闻及血管杂音。双肺呼吸音粗糙，未闻及干湿性啰音。叩诊心界无扩大，心率72次/分，律齐。腹部柔软，无压痛及反跳痛，无肌紧张，肝脾肋下未触及，双下肢轻度水肿。

辅助检查

详见表3-1。

表3-1 · **患者辅助检查及结果**

时　间	检查项目	检　查　结　果
2023年7月2日（外院A）	冠脉造影	左主干（−），左前降支近段闭塞，左回旋支近段50%狭窄，钝缘支动脉（−），冠状动脉血流3级，右冠状动脉（−），动脉导管未闭（−），冠状动脉血流3级，右优势型
	肾功能	尿素9.2 mmol/L，肌酐77 μmol/L，尿酸316 μmol/L

续　表

时　间	检查项目	检　查　结　果
2023 年 7 月 4 日	肾功能	尿素 14.8 mmol/L ↑，肌酐 101 μmol/L，尿酸 471 μmol/L ↑
	尿常规	尿蛋白定性试验（−），尿隐血（−），尿葡萄糖定性试验（4+）↑，尿酮体定性试验（2+）↑，红细胞计数＜ 1.00/μL，白细胞计数＜ 1.00/μL
2023 年 7 月 11 日	24 小时动态血压	白昼舒张压升高，夜间血压升高，血压昼夜节律消失，24 小时血压平均值 132/95 mmHg
2023 年 7 月 27 日	肾功能	尿素 9.6 mmol/L ↑，肌酐 129 μmol/L ↑，尿酸 368 μmol/L
2023 年 8 月 2 日（外院 B）	糖化血红蛋白	8.2% ↑
	肾功能	肌酐 290 μmol/L ↑
2023 年 8 月 14 日（外院 A）	心电图	窦性心律，Ⅰ度房室传导阻滞，电轴右偏，ST−T 改变，QT 间期延长，肢体导联低电压，V1～V3 导联 QS 型，V1～V4 导联 ST 段呈弓背向上型抬高 0.05～0.10 mV，伴 T 波倒置，Ⅰ、AVL、Ⅱ、Ⅲ、AVF 导联 T 波低平，V5～V6 导联 T 波浅倒
2023 年 8 月 25 日	心脏超声	左室壁节段性收缩活动异常伴左室心尖部血栓形成，大小 22 mm × 8 mm，室间隔基底段增厚，二尖瓣轻度反流，主动脉瓣钙化伴轻度反流，少量心包积液，左心室舒张功能未见明显异常，左心室射血分数 32%
2023 年 11 月 3 日（我院）	肾功能	尿素 11.6 mmol/L ↑，肌酐 142 μmol/L ↑，尿酸 460 μmol/L ↑，肾小球滤过率 41.37 mL/(min · 1.73 m^2) ↓

续 表

时 间	检查项目	检 查 结 果
2023 年 11 月 3 日（我院）	糖化血红蛋白	6.3% ↑
	血脂	血清总胆固醇 3.29 mmol/L，高密度脂蛋白 1.50 mmol/L，低密度脂蛋白 1.50 mmol/L
	凝血功能	凝血酶原时间 10.9 秒↑，国际化标准比值 1.42 ↑、活化部分凝血酶时间 36.1 秒↑，D−二聚体 0.92 μg/mL ↑

病例讨论与分析

家庭医生讨论

家庭医生李涛 · 需评估患者肾功能不全属于急性还是慢性，患者既往患有高尿酸血症和糖尿病，建议进一步进行肾脏 B 超检查。患者目前胃纳差，可能与心肌梗死后胃灌流减少有关，需预防电解质紊乱，并密切监测电解质水平。

家庭医生刘灿 · 目前患者高血压的成因尚需明确，是由于此次发病导致的一过性升高，还是另有他因。患者住院期间被发现存在肾功能不全，需进一步探究其具体病因。尽管患者的血糖控制较为稳定，慢性肾功能不全的诊断仍缺乏充分依据；同时，造影剂引发的急性肾功能损伤亦不能排除。建议进行肾脏 CT 或 B 超、尿常规检测以辅助诊断。针对下肢水肿，宜完善下肢动静脉 B 超检查，以排除血栓的可能性。血常规显示患者血红蛋白偏低，需调整饮食结构。待各项检查结果出炉后，再行制定相应的治疗方案。

家庭医生王威 · 患者出现阵发性心房颤动并接受抗凝治疗后，国际标准化比值为1.42，尚未达到理想水平。心脏超声检查显示左心室心尖部已形成血栓，大小为22 mm×8 mm，存在脱落风险，可能导致栓塞事件，因此抗凝治疗方案需进行调整。目前患者在接受血栓抽吸及经皮冠状动脉介入术后，正在服用阿司匹林联合利伐沙班进行治疗。在此情况下，是否应继续使用抗血小板药物，抑或考虑停用？

家庭医生方红 · 患者在接受冠脉造影后，肌酐水平持续上升。尽管患者罹患糖尿病已10余年，但肾功能并未出现异常，目前血压和血糖控制较为稳定。患者存在Ⅰ度房室传导阻滞，建议密切监测心电图，若传导阻滞加重，应考虑停用美托洛尔，并建议改用沙坦类药物。下肢水肿可能由长期糖尿病引起的血管病变所致，建议进行下肢动脉和静脉的B超检查，并停用利尿剂，改用迈之灵或羟苯磺酸钙，同时抬高下肢，定期监测电解质水平。血压波动可能由肾功能不全引起。鉴于血糖控制稳定，建议停用胰岛素，并调整口服降糖药物。

家庭医生郑亦青 · 患者为老年男性，既往无高血压病史，但有糖尿病病史长达10余年。2023年7月，因急性心肌梗死接受经皮冠状动脉介入手术。术前检查显示肾功能血肌酐为77 μmol/L，术后血肌酐水平进行性升高，最高达290 μmol/L。同年8月中旬，患者出现头晕和纳差症状，不排除上述症状由肾功能不全引起，结合病史，考虑造影剂引发的急性肾功能损伤可能性较大。经过治疗，患者血肌酐水平逐渐下降，维持在140 μmol/L左右。由于患者在降压治疗过程中出现血压过低情况，还需考虑低灌注导致的肾功能损伤。

俞卓伟教授分析

✧ 患者于 2023 年 7 月初突发胸痛，急诊诊断为“急性前壁心肌梗死”，随即被收治于某三甲医院。入院后，患者接受了急诊冠脉造影，结果显示冠状动脉左前降支血管急性闭塞，随即进行了血栓抽吸及经皮冠状动脉介入术。值得注意的是，糖尿病患者心绞痛症状往往不明显，常常在急性心肌梗死发作时才显现，因此在日常随访中需特别重视。

✧ 心肌梗死介入治疗后，必须进行抗血小板聚集治疗（通常在双抗治疗 1 年后改为单抗）。由于该患者存在阵发性心房颤动，需预防血栓形成和卒中的发生，因此必须加用抗凝药物。单用抗血小板聚集药物无法充分降低血栓性疾病风险，故建议该患者采用单药抗血小板聚集与抗凝药物联合使用的方案。β 受体阻滞剂能减慢心率，降低心脏耗氧量，改善心肌重构，推荐心肌梗死后尤其是射血分数低于 40% 的慢性心功能不全患者长期服用，以维持心室率在 55～60 次 / 分。降脂稳定斑块的他汀类药物需长期服用，根据患者危险分层，建议将低密度脂蛋白控制在 1.8 mmol/L 以下。患者日常血压应控制在 130/80 mmHg 以下，空腹血糖控制在 6～7 mmol/L。目前患者血糖控制良好，可考虑停用胰岛素，改用口服降糖药治疗，并定期随访。同时，根据患者下肢水肿情况，适当使用利尿剂。根据现有资料，患者经过规范化的抗栓、调脂、固斑、抗心衰等治疗后，病情已趋于平稳，无明显胸闷、胸痛，日常活动后亦无明显气促。建议患者坚持用药，保持营养均衡，适度运动，确保充足睡眠，并维持积极的心态。

✧ 患者于 2023 年 7 月突发心肌梗死入院，造影后血肌酐进行性升高，最高达 290 μmol/L，目前肌酐为 142 μmol/L，尿酸为 460 μmol/L，肾小球滤过率为 41.37 mL/(min · 1.73 m^2)。心肌梗死前，尿常规及肾功能均在正常范围，无慢性肾病导致的肾功能不全迹象。此次肌酐升高可能原因如下：心肌梗死导致心脑肾灌注不足，加之造影剂的使用，可能引发急性肾功能损伤。目前血压偏低，影响肾功能不全的恢复，可能造成肾小球损害，建议完善肾动脉 B 超检查，排除肾动脉狭窄，必要时可行磁共振检查。可适当使用保肾药物进行治疗，根据当前肌酐指标，肾功能正在恢复中，需定期复查心脏超声、肾功能及尿常规。血压波动可能与心功能不全及长期糖尿病导致的血管弹性减退有关，建议积极治疗原发病。

全科诊疗思路与过程

综合评估

1. 诊断及诊断依据

(1) 冠状动脉粥样硬化性心脏病、前壁心肌梗死、经皮冠状动脉介入术后、左心室附壁血栓形成、阵发性心房颤动、射血分数降低性心力衰竭、心功能Ⅱ级（NYHA 分级）：患者于 2023 年 7 月初突发胸痛，在某三甲专科医院急诊检查中，心电图显示符合急性前壁心肌梗死表现。冠状动脉造影结果显示冠状动脉左前降支血管急性闭塞，随即进行血栓抽吸及经皮冠状动脉介入术治疗。术后心电图提示存在阵发性快速心房颤动，心脏超声检查显示左室壁节段性收缩活动异常，并伴有左心室心尖部血栓形成，左心室射血分数为32%。目前患者规律用药，日常活动后无明显胸闷或气促症状，综合上述检查结果，维持原诊断。

(2) 2 型糖尿病：患者既往有 10 余年糖尿病病史，接受胰岛素治疗，诊断结果明确。

(3) 慢性肾脏病 3b 期：患者于 4 个月前接受冠脉造影术后，出现血肌酐水平进行性升高，经积极治疗后有所改善。近期复查结果显示，血肌酐浓度为 142 μmol/L，肾小球滤过率为 41.37 mL/(min · 1.73 m^2)，据此综合判断，作出该诊断。

2. 存在的危险因素与健康问题：2 型糖尿病、心肌梗死、肾功能不全，以及高血压和糖尿病家族史。

3. 并发症与其他临床情况：心房颤动、左心室附壁血栓形成。

4. 患者受教育程度较高，依从性良好，家庭关系和谐，家庭可利用资源及社会支持尚可。

治疗方案

1. 药物治疗

(1) 抗血小板聚集、抗凝：氯吡格雷、利伐沙班。

(2) 调脂固斑：阿托伐他汀。

(3) 降低心肌氧耗、抑制心室重构：美托洛尔缓释片。

(4) 降糖、改善心功能：达格列净。

(5) 改善肾功能：肾衰宁。

2. 非药物治疗

(1) 运动建议：应遵循循序渐进的原则，避免急于求成，严格控制运动量，以防过度劳累。

(2) 在营养方面：饮食宜少盐、少油、少糖，确保营养摄入充足，保持膳食平衡。糖尿病患者三餐主食摄入量不宜超过 250 g，每日荤菜摄入量应控制在 100 g 以内，蔬菜则需适量摄入，以实现饮食的均衡。

(3) 保持积极心态：可通过亲人的关爱、系统的健康教育及专业的心理辅导来维持。

(4) 其他注意事项：生活中需注意劳逸结合，避免过度劳累，建议每年按时接种流感疫苗，每 5 年接种一次肺炎疫苗，以减少呼吸道感染的发生。通过康复锻炼和生活管理，维持正常的生活状态。

随访

患者冠心病病情平稳，血糖血脂控制基本达标，肾功能逐渐好转。随访结果详见表 3-2。

表 3-2 · 患者辅助检查及结果

时 间	检查项目	检 查 结 果
2023 年 12 月 1 日（我院）	肾功能	尿素 8.85 mmol/L ↑ 肌酐 120 μmol/L ↑ 尿酸 326 μmol/L 肾小球滤过率 48.23 mL/(min · 1.73 m^2) ↓

续　表

时　间	检查项目	检　查　结　果
2023 年 12 月 1 日（我院）	糖化血红蛋白	6.2% ↑
	血脂	血清总胆固醇 3.35 mmol/L 高密度脂蛋白 1.52 mmol/L 低密度脂蛋白 1.52 mmol/L
	凝血功能	凝血酶原时间 19 秒↑ 国际化标准比值 1.6 ↑ 活化部分凝血酶时间 43.1 秒↑ D-二聚体 1.19 μg/mL ↑

家庭医生心得感悟

✧ 在现实生活中，心肌梗死是一种常见的疾病，其危害性极大。一旦患者不幸罹患此病，随时可能面临生命危险。因此，对于心肌梗死而言，预防的重要性远胜于治疗。

✧ 控制“三高”。通常而言，引发心肌梗死的病因众多，其中“三高”——即高血糖、高血脂及高血压，尤为常见，对患者的身体健康造成严重损害。此外，若患者长期服用激素类药物，亦可能诱发心肌梗死，因此务必尽早治疗。

✧ 为避免过度疲劳。体质虚弱的患者需特别留意，切莫过度从事体力活动。长时间使身体处于紧张和疲惫状态，将显著加重心脏负荷，进而诱发心肌梗死。此外，若患者本身患有冠心病并伴随动脉粥样硬化，一旦身体陷入疲劳状态，可能导致血管急剧扩张，从而触发急性心肌梗死。

✧ 避免暴饮暴食。需特别注意的是，约 30% 的患者发生心肌梗死，是在暴饮暴食等不良生活习惯的影响下所致。究其原因，若患者大量摄入高热量或高脂肪食物，会导致体内血糖浓度急剧升高，进而引发血液黏度增加和血小板聚集。因此，为自身健康着想，建议患者平日务必重视饮食规律，坚持定期定量进食，尽量养成少食多餐的健康饮食习惯。

✧ 确保充足的睡眠至关重要。实际上，众多心肌梗死患者常因长期过度劳累，忽视充足休息，最终引发猝死。因此，为预防心肌梗死的发生，患者务必坚持每日保证 7～8 小时的睡眠时长。

专家划重点

· 冠心病、糖尿病和慢性肾功能不全是社区卫生服务中心常见的就诊疾病。近年来，随着健康体检筛查的普及，这些疾病的早期发现率逐年提升。由于它们与心肌梗死、肾衰竭密切相关，人们对此类疾病往往高度重视。

· 目前，冠心病的主要治疗方案涵盖药物治疗、经皮冠状动脉介入治疗以及冠状动脉搭桥手术等。其中，经皮冠状动脉介入治疗包括经皮冠状动脉腔内血管成形术（PTCA）和冠状动脉支架植入术（ICS）等。该治疗方法因其临床操作创伤小、患者术后恢复迅速等显著优势，目前已被广泛应用于冠心病及心肌梗死的再灌注治疗中。

· 然而，我们也需警惕部分患者在介入治疗过程中可能出现的造影剂相关不良反应，如急性肾损伤、造影剂脑病等。其中，造影剂引发的急性肾损伤在临床上并不鲜见，临床医生应给予高度关注。目前，国内已有相关研究致力于构建经皮冠脉介入术后造影剂相关急性肾损伤的风险预测模型，以期未来能在临床实践中广泛应用。作为社区基层的家庭医生，应对存在高危风险的介入治疗后患者病情进行全面了解，确保定期监测与随访，并在必要时及时进行干预处理。

参考文献

[1] 熊珊，王永霞，陈召起，等．经皮冠状动脉介入治疗冠心病的现状和疗效研究[J]．中国中医药现代远程教育，2020，18（9）：142-144.

[2] 金依依，朱素燕，徐萍．碘克沙醇致冠状动脉介入治疗术后造影剂脑病1例[J]．中国临床药学杂志，2021，30（04）：302-304.

[3] 张恒，李林煜，黄爽，等．经皮冠状动脉介入治疗发生造影剂脑病1例[J]．中国工业医学杂志，2024，37（06）：581-582.

[4] 王珍，申国旗，李亚南，等．急性心肌梗死患者行经皮冠状动脉介入治疗术后发生对比剂急性肾损伤风险预测模型的建立与验证研究[J]．中国全科医学，2023，26（29）：360 -366

病例 4

体检发现磨玻璃影

警惕以间质性肺炎为首发表现的炎症性疾病

家庭医生 · **郑亦青**

病例概述

病史摘要

1. 现病史：患者，女性，6 岁。2021 年 1 月，患者在进行体检时，胸部 CT 检查发现两肺多发磨玻璃斑片灶。随后，患者前往某三甲医院呼吸科进一步就诊，并接受住院抗感染治疗（左氧氟沙星 + 头孢米诺，2 周）。复查 CT 显示，病灶较前无明显变化。由于患者自述未感到明显不适，因此选择出院，并在此后未继续就医。同年 7 月，患者在某专科医院复查胸部 CT，结果显示两肺小叶间隔增厚，呈磨玻璃影，且两侧胸膜局部增厚，因此被收治入院。治疗方案包括左氧氟沙星、头孢美唑抗感染及其他对症治疗。患者于 8 月 3 日接受了支气管镜冷冻肺活检，但检查结果尚未出炉。在病程中，患者偶有咳嗽、咳痰，但无明显胸闷、气促、恶心、呕吐、腹胀、腹泻、胸痛、咯血等不适症状。自起病以来，患者精神尚可，食欲正常，睡眠质量佳，二便正常，体重亦无明显下降。

2. 既往史：患者既往曾接受甲状腺部分切除术，否认患有结核、肝炎等传染病史，亦无食物、药物过敏史。高血压病史长达 30 余年，既往最高血压记录为 160/ 100 mmHg，通过口服替米沙坦进行降压治疗，血压控制情况良好。近 2 年体检时发现空腹血糖水平升高，目前通过饮食控制，血糖状况维持良好。否认患有冠心病、慢性支气管炎等慢性疾病史。

3. 婚育史：否认冶游史，已婚并育有 1 子。

4. 个人史：否认吸烟及饮酒史。饮食偏好清淡。年轻时曾于纺织厂工作，后转至事业单位担任财务职务，现已退休，作息时间仍保持规律。

5. 家族史：父亲因肺癌去世。

体格检查

体温 36.6℃，脉搏 80 次 / 分，呼吸 18 次 / 分，血压 126/78 mmHg，身高 158 cm，体重 6 kg ，体重指数 260 kg/m^2。神志清楚，呼吸平稳，皮肤黏膜未见瘀点及瘀斑，全身浅表淋巴结未触及肿大。咽部无充血，双肺呼吸音清晰，未闻及干湿性啰音。心率 80 次 / 分，心律整齐，各瓣膜区未闻及明显杂音。腹部平坦柔软，无压痛，未触及明显包块，肝脾肋下未触及，移动性浊音阴性，肠鸣音 4 次 / 分。四肢肌力 V 级，肌张力正常，双下肢无水肿，生理反射存在，病理征未引出。

辅助检查

详见表 4-1。

表 4-1 · 患者辅助检查及结果

时间	检查项目	检查结果
2021 年 1 月 8 日（外院）	体检胸部 CT	双肺新发现多处磨玻璃样斑片病灶，建议进行抗炎治疗后复查 右肺下叶结节与之前相似，初步判断为良性 双肺存在少量炎症后遗灶
2021 年 2 月 4 日	复查胸部 CT	（与 2021 年 1 月 8 日相比） 两肺多发磨玻璃斑片灶部分吸收，两下叶间质增生情况较前显著 两肺少量炎症后遗灶及右肺下叶结节与前次检查相似
2021 年 7 月 22 日	胸部 CT	双肺小叶间隔显著增厚，呈现磨玻璃样阴影，两侧胸膜部分区域增厚 右肺下叶存在小结节 双肺可见肺大疱
2021 年 7 月 26 日	自身免疫抗体	抗核抗体胞浆颗粒型（1∶320，+） 余抗体无异常
	生化检查	γ-谷氨酰转肽酶 50 U/L ↑ 乳酸脱氢酶 26U /L ↑ 血清尿酸 436 μmol/L ↑ 葡萄糖 6m mol/L ↑ 余无殊
	凝血功能	正常
	D-二聚体	0.79 mg/L ↑
	免疫学检查	免疫球蛋白、补体、类风湿因子、抗链球菌溶血素 O 均正常
	甲状腺功能检查	五项均无异常

续　表

时间	检查项目	检　查　结　果
2021 年 7 月 27 日	血清细胞因子	γ 干扰素 10.35 pg/mL ↑ 白介素－12p70 5.01 pg/mL ↑ 白介素－17A 22.99 pg/mL ↑ 白介素－44.04 pg/mL ↑ 白介素－65.52 pg/ mL ↑ 白介素－8114.40 pg/mL ↑ 肿瘤坏死因子－α48.40 pg/mL ↑ 余无殊
	结核菌感染 T 细胞斑点试验	未检出
	真菌检测	真菌 (1,3)-β-D- 葡聚糖、半乳甘露聚糖试验、内毒素试验均阴性
	肿瘤标志物	癌胚抗原 5.09 ng/mL ↑ 细胞角蛋白 19 片段 5.44ng/mL ↑ 神经元特异性烯醇化酶 27.21 ng/mL ↑ 余无殊
	呼吸道病毒、支衣原体抗体检测	均为阴性
	降钙素原	0.03 ng/mL，正常
	痰培养	培养 2 天，正常菌群生长
	肺功能	通气功能大致正常 弥散功能受损 气道阻力增高
	支气管舒张试验	阴性
	心脏超声	左心室收缩和舒张功能均未见异常

续 表

时间	检查项目	检查结果
2021 年 7 月 28 日	食管动力学测定	食管下高压带静息压、长度及综合松弛压正常 湿性吞咽时食管体均表现为收缩蠕动传导 食管体长度较正常略短
	24 小时食管 pH 监测	DeMeester 得分正常
	24 小时食管阻抗监测	直立位时气体反流增加
	彩色多普勒超声	肝脏存在脂肪浸润 胆囊、胰腺及脾脏均未发现占位性病变 右侧肾脏存在错构瘤 双侧肾上腺区域未观察到明显占位 双侧锁骨上亦未见显著肿大的淋巴结 未检测到胸腔积液

病例讨论与分析

家庭医生讨论

家庭医生李娜・患者为中老年女性，发现肺部阴影已半年有余，无明显临床症状，体格检查未见异常。经正规抗感染治疗 2 周后，阴影仍无明显消退。CT 复查显示肺小叶间质改变，需考虑间质性肺炎的可能性，待支气管镜活检结果以明确诊断。

家庭医生王小冬・该患者体检时发现肺部阴影，需考虑肺部感染、肿瘤、结核、间质性肺炎等多种可能性。患者在外院呼吸科住院期间接受了 2 周的规范抗感染治疗，复查 CT 显示病变与前次相比无明显变化。随后，患者在专科医院住院期间进一步完善了相关检查，目前基本排除了常见感染、结核、肿瘤等病因，倾向于间质性肺炎的可能性，但仍需进一步明确引发该病的具体原因。

家庭医生郑亦青 · 根据患者在外院的就诊记录，目前肺部阴影主要应考虑为间质性肺炎。间质性肺炎大致可分为已知原因和不明原因的特发性间质性肺炎两大类。该患者无长期吸烟史，年轻时曾在纺织厂工作，但否认有粉尘吸入史，亦无特殊药物使用史。相关自身抗体的检测结果目前尚不支持结缔组织病的诊断，因此考虑特发性间质性肺炎的可能性较大。待病理结果回报后，可进一步明确具体的病理类型。

俞卓伟教授分析

✧ 患者体检发现双肺阴影，表现为多发磨玻璃斑片灶，临床上需考虑肺部感染、肿瘤、结核、间质性肺炎等多种可能性。根据现有资料，患者虽经规范抗生素治疗，但肺部影像未见显著变化，已排除肺部肿瘤、结核及结缔组织疾病等确切诊断。外院多次 CT 检查提示“两肺小叶间隔增厚”及“两肺下叶间质增生明显”，故应高度怀疑间质性肺炎的可能性。患者已接受肺活检，目前正等待病理结果。

✧ 间质性肺炎根据病因的不同，主要划分为已知原因的间质性肺炎和特发性间质性肺炎两大类。目前，较为明确的间质性肺炎病因包括药物诱发、结缔组织相关疾病、呼吸道病毒或支原体感染、过敏性肺炎，以及长期接触职业或环境中的有害物质等。特发性间质性肺炎则根据病理类型的差异，进一步细分为特发性肺纤维化、非特异性间质性肺炎、隐源性机化性肺炎、急性间质性肺炎、呼吸性细支气管炎伴间质性肺炎等。临床诊断需综合患者的临床特征、影像学表现、实验室检查结果及肺组织活检等多方面信息，进行全面病因分析。

✧ 在间质性肺炎的治疗中，应采取个体化治疗方案。对于病因明确的患者，应积极治疗原发病或排除相关致病因素。根据患者的临床症状及肺功能检测结果，制定适宜的药物治疗及随访计划。首选药物为糖皮质激素，治疗期间需密切监测并预防潜在的副作用。对于单纯糖皮质激素疗效不佳的患者，可考虑联用免疫抑制剂。近年来，吡非尼酮、尼达尼布等新型抗纤维化药物的问世，为那些曾面临无药可治困境的肺纤维化患者带来了新的希望。

全科诊疗思路与过程

综合评估

1. 诊断及诊断依据

(1) 间质性肺炎：依据患者胸部 CT 显示的“两肺小叶间隔增厚”及“两肺下叶间质增生显著”等典型征象，可初步考虑该诊断。在病因诊断方面，目前相关实验室检查尚未发现特异性异常，需等待病理结果进一步确认。

(2) 原发性高血压（2 级，高危）：患者目前通过服用替米沙坦有效控制血压，既往最高血压记录为 160/ 100 mmHg，因此诊断结果明确。

2. 危险因素：患者年轻时曾有过在纺织厂工作的经历，且家族中存在肺癌病史。

3. 健康问题：患者空腹血糖调节功能受损。

4. 并发症与其他临床情况：暂无。

5. 患者受教育程度较高，依从性良好，家庭关系和谐，家庭可利用资源及社会支持尚可。

治疗方案

1. 嘱患者在日常生活中，应注重劳逸结合，避免过度劳累。同时，适当进行体育锻炼以增强体质。建议每年按时接种流感疫苗，每隔 5 年接种一次肺炎疫苗，以减少呼吸道感染的风险。此外，尽量避免使用可能加重肺纤维化的药物。

2. 待支气管镜活检结果回报后，再进一步确定药物治疗方案。

随访

1. 患者于 2021 年 9 月 3 日在专科医院呼吸科复诊后，启动激素治疗（泼尼松，初始剂量为 20 mg，每日 1 次），同时辅以乙酰半胱氨酸片祛痰和艾普拉唑抑酸护胃，并口服碳酸钙 D3 和维生素 D2 预防骨质疏松。经此治疗后，胸部影像学表现逐渐改善，泼尼松剂量逐步减少，至 2022 年底停药。

2. 2023 年 9 月随访时，患者复查胸部 CT 显示间质性肺炎病灶较前有所进展。追问病史，患者自述近 1 个月内出现双手手指外侧和掌面皮肤增厚粗糙，伴有角化脱屑，即典型的“技工手”表现。进一步检查发现抗 EJ 抗体、抗 Ro52 抗体阳性，考虑诊断为特发性炎性肌病或皮肌炎，遂再次予泼尼松治疗（20 mg，每日 1 次）。3 个月后，因症状改善不明显，调整治疗方案为泼尼松（10 mg，每日 1 次）+ 吗替麦考酚酯（250 mg，每日 2 次）。治疗期间，患者“技工手”症状时有反复，故于 2024 年 7 月增加吗替麦考酚酯剂量（500 mg，每日 2 次）。

3. 自 2021 年 8 月以来，外院随访检查的具体结果详见表 4–2。患者“技工手”症状已基本消退，且近半年的胸部影像学检查结果显示，肺间质病灶未见明显进展。

表 4–2 · 患者辅助检查及结果

时　间	检查项目	检　查　结　果
2021 年 8 月 11 日（外院）	左肺下叶基底段冷冻肺活检病理报告	观察到纤维血管壁组织及少量肺组织 肺间质纤维组织显著增生 肺泡间隔明显增宽 散在淋巴细胞浸润 可见小灶状成纤维细胞聚集
2021 年 8 月 26 日	肺活检病理会诊报告	形态学显示机化性肺炎伴间质纤维化改变，小血管硬化 偏光显微镜下可见粉尘颗粒（+） 结合既往病史，符合吸入性相关间质性肺炎的诊断
2021 年 11 月 15 日	胸部 CT	考虑双肺间质性肺炎，较前有所减少且病情好转 右肺下叶存在小结节 双肺伴有肺大疱
2022 年 2 月 15 日	胸部 CT	考虑双肺间质性肺炎，情况与此前大致相似 右肺下叶可见小结节 双肺存在肺大疱

续 表

时　间	检查项目	检 查 结 果
2023 年 3 月 28 日	胸部 CT	双肺间质性肺炎，情况与之前大致相似 右肺下叶存在小结节 双肺伴有肺大疱
2023 年 9 月 21 日	胸部 CT	双肺间质性肺炎，较前有所恶化 右肺下叶发现小结节 双肺存在肺大疱
2023 年 9 月 25 日	免疫学检查	涎液化糖链抗原 522 U/mL ↑ 类风湿因子、抗链球菌溶血素 O、抗角蛋白抗体、抗环瓜氨酸肽抗体及铁蛋白水平均处于正常范围
	生化检查	乳酸脱氢酶、肌酸激酶正常
	自身免疫抗体	抗 EJ 抗体（1∶300，+） 抗 Ro52 抗体（1∶100，+） 余抗体无殊
2023 年 12 月 25 日	胸部 CT	双肺呈现间质性肺炎征象，请结合临床综合评估 右肺下叶可见小结节灶 双肺存在肺大疱现象
2024 年 6 月 26 日	胸部 CT	双肺间质性肺炎，与前次检查相似 右肺下叶存在小结节 双肺可见肺大疱

家庭医生心得感悟

✧ 肺部阴影是社区卫生服务中心常见的就诊疾病。近年来，随着肺部 CT 体检筛查的普及，其早期发现率逐年提升。由于与肿瘤密切相关，人们对这一症状往往高度重视。在社区基层，主要通过胸部 X 线检查来发现患者肺部的异常阴影。这类患者通常因咳嗽、喘息等呼吸道症状前来就诊，因此常被初步诊断为“肺部感染”，并接受抗菌药物治疗。然而，作为临床医生，我们必须清醒地认识到，部分肺部阴影的病因并非简单的细菌感染，而是可能由结核、肿瘤或间质性肺炎等特殊病因引起。因此，在社区接诊这类患者时，我们应进行全面鉴别诊断，并在治疗时合理选择抗菌药物，避免盲目应用，以免掩盖某些特殊感染的特征表现。对于抗感染治疗效果不佳的患者，应考虑到间质性肺炎、结核、免疫系统疾病等可能性，建议拓展诊断思路、厘清病史，必要时及时转诊至上级医院进行进一步检查以排除相关疾病。对于肺部阴影多次出现在同一部位的患者，应警惕肿瘤导致的阻塞性肺炎可能性，同样需尽早转诊以明确诊断。

✧ 特发性炎性肌病是一组以肌无力和多器官受累为显著特征的异质性疾病，涵盖皮肌炎、抗合成酶综合征、免疫介导的坏死性肌病、多发性肌炎、包涵体肌炎及重叠性肌炎等多个亚型。该病患者的临床表现具有显著的个体差异性，早期起病隐匿，导致早期明确诊断往往面临较大挑战。鉴于该病患者常伴随肺部损害，具体表现为间质性肺炎、肺纤维化或胸膜炎，因此对于不明原因的新发间质性肺炎患者，我们应高度警觉该病的潜在风险，并在随访过程中密切监测患者状况，以便及时捕捉到特异性症状和体征。

专家划重点

· 间质性肺炎是结缔组织病患者常见的肺部并发症。结缔组织病相关间质性肺炎可出现在多种结缔组织病中，包括系统性硬化病、多发性肌炎 / 皮肌炎、类风湿关节炎、干燥综合征和系统性红斑狼疮等。不同类型的结缔组织病引发的间质性肺炎，在临床表现、影像学特征及病理特点上均有显著差异，并展现出各自独特的发展轨迹和转归情况。因此，该病的诊断与鉴别较为复杂，病情评估需多学科协同参与，治疗方案的选择也具有显著的个体差异。

· 目前，国内相关专家共识推荐采用多学科协作模式进行结缔组织病相关间质性肺炎的诊断和鉴别诊断，综合评估结缔组织病病情活动度，以及间质性肺炎的肺功能、影像学表现、生活质量、治疗可逆性及纤维化进展风险。同时，强调结缔组织病相关间质性肺炎的双向早期筛查对实施规范的病情监测和早期干预具有至关重要的作用。

· 治疗方面，倡导早期、规范、个体化的治疗策略，旨在延缓患者临床恶化时间，最终延长生存期，提升生活质量。

· 全科医师作为临床未分化疾病诊治的中坚力量，需深入理解间质性肺炎与结缔组织病之间的内在联系，实现该类患者的早发现、早转诊，切实履行居民健康守门人的职责。

参考文献

[1] 中国医疗保健国际交流促进会皮肤科分会，国家皮肤与免疫疾病临床医学研究中心，晋红中，等. 成人皮肌炎诊疗中国专家共识（2022年）[J]. 中华皮肤科杂志，2022，55（11）：939-948.

[2] 2018中国结缔组织病相关间质性肺病诊断和治疗专家共识[J]. 中华内科杂志，2018，57（8）：558-565.

病例 5

“老漂族”的焦虑
警惕老年人抑郁症和焦虑症

家庭医生 · 吴娓娓　杨凯　朱国兰

病例概述

病史摘要

1. 现病史：患者于 10 年前无明显诱因出现头晕不适，无头痛、无明显气急、无明显胸闷和胸痛、无黑朦、无恶心和呕吐，血压最高达 160/86 mmHg，当地医院诊断为原发性高血压（2 级，高危）。患者长期规律服用降压药厄贝沙坦片（75 mg，每日 1 次），血压控制在 120/80 mmHg 左右。近半年来，患者头晕症状加重，发作频率增加；近 1 个月出现胸闷不适，且血压波动加剧，波动范围为（120～160）/（75～90）mmHg，调整降压药物后效果不佳。患者在与家人发生矛盾时，血压波动尤为明显。患者为退休教师，非本地出生，半年前因小孙子出生，从老家前来帮助照看孙子，先生则留在老家照顾家中母亲。患者独自一人离开家乡及老伴，在异地带孙子，其间因育儿观念差异，常与儿子儿媳产生分歧，频繁陷入自责和内疚。日常生活中，患者常感紧张不安，多思多虑，对声音敏感，不愿多言，时有心慌不适、手抖多汗，常自觉“孤独”。自发病以来，患者精神状态欠佳，食欲不振，伴有腹胀嗳气不适，半年来体重减轻 5%，睡眠质量差，入睡困难且易醒，二便正常。

2. 既往史：患者有高胆固醇血症病史 5 年，长期口服阿托伐他汀（20 mg，每日 1 次，于每晚服用）。否认曾患肝炎、结核等传染病。无其他慢性疾病史，无输血经历，无药物及食物过敏史，未曾使用特殊药物。预防接种情况不详。

3. 婚育史：否认冶游史，已婚并育有 1 子，26 岁结婚。

4. 月经史：13 岁初潮，月经周期（5～7 天）/30 天，50 岁绝经。

5. 个人史：否认吸烟、饮酒史。口味清淡。

6 家族史：否认相关疾病家族史。

体格检查

体温 36.8 ℃，脉搏 80 次 / 分，呼吸 20 次 / 分，血压 126/80 mmHg，身高 158 cm，体重 51 kg，体重指数 21.5 kg/m²。发育正常，营养状况良好，坐位检查时神志清醒，言语流畅，配合查体；皮肤未见色素沉着；巩膜无黄染；颜面无水肿；双肺呼吸音略显粗糙，未闻及干湿性啰音；叩诊心界正常，心率 76 次 / 分，心律整齐，未闻及杂音；腹部平坦柔软，无压痛，未触及明显包块，肝脾肋下未触及，移动性浊音阴性，肠鸣音 4 次 / 分。四肢肌力 V 级，肌张力正常，双下肢无水肿。

专科查体

神志清晰，步态稳健。接触交谈时略显被动，但能回应提问，对答较为切题。情绪低落，自我评价偏低，对既往喜好事物兴趣明显减退。情感反应尚属正常，内心体验与外在表现较为协调，未出现错觉、幻觉等症状。语音低沉，语速稍缓，反应力及注意力有所减退，判断力及定向力保持正常，计算力及近期记忆力减退，远期记忆尚可。双侧眼球活动自如，面部痛觉对称，两侧额纹、鼻唇沟对称，皱眉、闭目动作对称有力，露齿、伸舌亦对称。双侧肢体浅感觉对称且正常，生理反射存在，病理征未引出。

辅助检查

患者辅助检查及结果详见表 5-1。患者经抑郁症自评量表（SDS）评估为中度抑郁（6 分），详见附表 1。患者经焦虑症自评量表（SAS）评估为轻度焦虑（51 分），改良 Barthel 指数为 98 分（基本不受限），详见附表 2。

表 5-1 · 患者辅助检查及结果

时　间	检查项目	检 查 结 果
2023 年 9 月（外院）	心电图	正常心电图
2023 年 10 月（外院）	胸部 CT	两肺肺纹理增多
	D-二聚体	0.1 mg/L
	尿常规	未见异常
	高血压测定	血管紧张素转化酶、醛固酮、促肾上腺皮质激素、血管紧张素 Ⅰ、血管紧张素 Ⅱ、皮质醇均未见异常
	心脏超声	未见结构及血流异常

续 表

时 间	检查项目	检 查 结 果
2023 年 10 月（外院）	肺功能	无通气功能障碍
	超声	左侧颈动脉内膜增厚，双侧未见明显狭窄及斑块 双侧肾上腺区未见明显占位
2023 年 12 月（外院）	生化检查	空腹血糖 4.8 mmol/L 糖化血红蛋白 5.6 mmol/L 总胆固醇 3.6 m mol/L 甘油三酯 1.1 mmol/L 高密度脂蛋白 1.6 mmol/L 低密度脂蛋白 2.2 mmol/L 肝肾功能均无异常

病例讨论与分析

家庭医生讨论

家庭医生杨凯 · 患者为老年女性，反复头晕已有 10 余年，近 1 个月症状加重，并伴有血压控制不佳。体格检查及实验室检查均未发现明显异常。值得注意的是，患者近 1 个月的血压控制欠佳与胸闷不适存在时间关联性。除了调整血压外，还应考虑患者离开家乡在异地带孩子可能产生的心理因素对血压的影响。建议进一步前往心身医学门诊就诊。

家庭医生陶文勤 · 高血压是由遗传和环境等多重因素共同影响的。患者为了照顾孩子和第三代，离开了自己的家乡，置身于陌生的环境中，身心承受着双重压力，极易引发心身疾病，这也与受环境影响导致的血压控制不佳相吻合。血压的过度升高会危及生命，因此首要任务是控制血压，并调整长效降压药物。在临床实践中，心血管疾病合并焦虑、抑郁等心理障碍的情况相当普遍，而患者通过抑郁、焦虑自测量表的评估结果，也符合“抑郁”和“焦虑”的诊断标准。因此，在调整降压药物的同时，建议患者前往心身医学门诊就诊，以便明确诊断并制定后续治疗方案。

家庭医生黄子钧 · 根据患者的症状体征及相关量表评估，可明确患者存在抑郁、焦虑状态。老年抑郁与生理变化、环境改变、生活事件密切相关；患者近半年离家外出，生活及社会环境的变化，均符合抑郁、焦虑的诱发因素。结合患者抑郁、焦虑评估量表的评分结果，建议进一步前往心身医学门诊进行专科诊疗。在心身医学门诊就诊及评估过程中，亦需保持与家属的密切沟通。

中心主任杨道良分析

✧ 从患者此次就诊的主诉“反复头晕 10 余年，加重伴胸闷 1 个月”、症状体征以及各项实验室检查和量表评估结果来看，基本可确诊为中度抑郁症和轻度焦虑症。研究表明，老年抑郁症的发病率为 1%～5%。抑郁症和焦虑症的成因复杂，涉及遗传、生物学、心理社会及环境等多重因素。临床上，抑郁症的诊断标准为症状持续 2 周以上，典型症状包括情绪低落、失眠或嗜睡、食欲变化、疲劳、自卑或无价值感、过度自责、注意力不集中等；严重情况下，可能出现幻觉、妄想，甚至产生自杀念头或行为。患者主诉的“经常陷入自责和内疚，持续紧张不安，多思多虑，不愿交流，常感孤独，食欲不振，伴有腹胀嗳气不适，半年来体重减轻 5%，入睡困难且易醒”等症状，均与抑郁症、焦虑症表现相符。

✧ 近年来，“老漂族”一词逐渐普及，专指那些为支持子女事业发展、照顾第三代而离开故土，迁居至子女工作城市的老年人。患者正是这一群体的典型代表。这类人群普遍容易产生抑郁心理，主要面临的困境包括朋友匮乏、夫妻两地分居、强烈的思乡情绪及孤独感，这些都与患者的当前状况高度一致。针对抑郁症和焦虑症的诊断，主要依据病史、家族史、临床症状、病程、体格检查、量表评估及实验室辅助检查，由专科医生进行全面综合判断。目前，患者的抑郁和焦虑程度尚未发展到严重阶段，但亟须尽快进行干预，以防止病情进一步恶化，建议前往心身医学专科门诊进行详细诊断。

俞卓伟教授分析

✧ 患者是以“高血压控制欠佳”为诉求就诊的，根据患者现有的病史资料，可初步诊断原发性高血压（2 级，高危）。高血压是指动脉血压超出正常范围的异常状态，分为原发性高血压和继发性高血压两种类型。① 原发性高血压：这是一种以血压升高为主要临床表现的疾病，其病因尚不明确，占高血压患者总数的 90% 以上。目前虽难以彻底治愈，但可以有效控制。② 继发性高血压：此类高血压是由其他已知疾病引起的血压升高，血压升高仅作为其他疾病的症状之一，占高血压患者的 5%～10%。对于青年人或体质虚弱的高血压患者，或伴有明显泌尿系统疾病的高血压患者，以及在妊娠后期、产后、更年期出现的高血压，或伴有全身性疾病的高血压，均应考虑继发性高血压的可能性。若引发高血压的原发疾病能够得到有效治疗，高血压症状便可随之消失。患者具有多年高血压病史，相关实验室检查已基本排除继发性高血压的可能性。目前，患者不规律、不稳定的高血压症状不排除与心理因素相关，作为权宜之计，可在血压突然升高时临时加用速效降压药物，以维持血压的稳定。

✧ 关于患者的心理状况，首先需关注的是她远离故土，独自在外地照看孙子，这一转变不仅涉及生活环境，更触及社会环境的改变；其次，患者年岁已高，生理机能的衰退使其难以迅速适应外界环境的变化；再者，生活事件的影响不容忽视，例如在抚养孙子的方式方法上与儿子儿媳存在分歧，进而引发矛盾。以上几点均为患者抑郁和焦虑的诱发因素。结合患者目前的症状表现（频繁自责和内疚，日常生活中的紧张不安、多思多虑，对声音的高度敏感，不愿交流，时常感到心慌不适、手抖多汗，常感孤独），以及结合自测量表的评估结果，均符合抑郁症和焦虑症的诊断标准。

✧ 对于这类患者，在个人层面需积极汲取新知识，迅速适应新环境和人际关系；学会接纳并化解矛盾；待人接物应宽宏大量；培养个人兴趣爱好和特长，拓宽兴趣领域；记录陪伴孩子时的美好瞬间，如小孙子的每次进步和每日成长变化。同时，患者亦需更多家庭支持，尽管子女工作繁忙，仍应尽力抽出时间与老人沟通交流，及时解开“心结”；明确老人仅是协助带孩子，主要责任仍在于子女，无论多忙都应多分担责任，闲暇时为老人减负，多陪伴聊天，了解其心理状态。只有在家庭、社会和医疗的共同努力下，患者的病情才能更快好转。

全科诊疗思路与过程

综合评估

1. 诊断及诊断依据

(1) 原发性高血压（2 级，高危）：患者为6 岁女性，患有高血压病史长达 10 年，血压峰值曾达 16/ 86m mHg。患者长期规律服用降压药厄贝沙坦片（75 mg，每日 1 次），血压得以控制在 120/80 mmHg 左右。然而，近半年来患者头晕症状加剧，发作频率增加；近一个月内更出现胸闷不适，且血压波动加剧，波动范围为（120～16 ）/（75～90 mmHg）。鉴于患者同时伴有血脂异常病史，诊断结果已明确。

(2) 高胆固醇血症：患者有高胆固醇血症病史长达 5 年，长期口服阿托伐他汀（20 mg，每日 1 次，每晚服用），因此诊断结果明确。

(3) 中度抑郁症可能：患者因家庭矛盾引发心理困扰，常陷入自责与内疚，思绪纷扰，寡言少语，频感孤独，睡眠质量较差，入睡困难且易醒。结合抑郁症自评量表得分 6 分，初步诊断为中度抑郁症可能性较大。

(4) 轻度焦虑症可能：患者存在家庭矛盾诱因，日常生活中常感紧张不安，思虑过多，对声音异常敏感，频繁出现心慌不适、手抖、多汗等症状，并伴有腹胀嗳气等不适感，睡眠质量较差。结合焦虑症自评量表评分 51 分，初步诊断为轻度焦虑症。

2. 危险因素：患者远离故土，置身于陌生环境和人群之中，深感不适，睡眠质量每况愈下，心情愈发低落，孤独感油然而生。

3. 健康问题：高血压，血压控制欠佳。

4. 并发症与其他临床情况：头晕、胸闷。

5. 患者受教育程度高，依从性佳，家庭关系和谐，家庭可利用资源及社会支持尚可。

治疗方案

1. 调整药物治疗方案。

2. 转诊至精神卫生专科医院，接受专业的心理干预治疗，必要时辅以药物治疗。

3. 优化睡眠质量，确保每日获得充足的优质睡眠。

4. 调整患者认知模式，主动识别并纠正错误信念，培养自我肯定与欣赏的能力，坦然面对负面刺激，保持积极心态。

5. 积极参与社交活动，发掘并培养兴趣爱好，维持愉悦心情。

6 家人应给予更多鼓励与支持，陪伴患者，减轻其生活中的压力和负担。

7. 定期进行血常规、血糖、血脂、肝肾功能等生化指标的监测。

随访

在与患者及其家人充分沟通后，患者和家属均表示愿意接受专科治疗。患者随后前往某精神卫生中心，确诊为“中度抑郁症”和“轻度焦虑症”，并开始接受专业的心理干预及药物治疗。经过1个月的治疗，患者心情愉悦地来到家庭医生门诊进行随访，睡眠质量显著改善，血压保持稳定，食欲也恢复正常。如今，每逢周末儿子和儿媳不加班时，便会亲自照顾小孙子，患者则有机会回老家陪伴老伴，与朋友们相聚。晚上，儿子和儿媳下班回家后，也会主动与患者交流，探讨教育方法。患者本人也逐渐尝试接受年轻一代的育儿方式，发现相较于从前，如今带孩子显得更加轻松。

家庭医生心得感悟

✧ 随着现代社会的迅猛发展，人们的生活节奏日益加快，相伴而生的心身疾病亦愈发普遍。家庭医生在诊疗过程中，不应仅局限于身体疾病的对症治疗，还需与患者及其家属进行充分沟通，及时关注老年人的心理健康，切不可忽视心身疾病对患者身体的深远影响。

专家划重点

· 广泛性焦虑障碍在基层医疗卫生机构中极为常见。患者往往很少主动报告焦虑、紧张等情绪症状，而是常以躯体症状为主诉，如头痛或消化道不适等。因此，在接诊过程中，除了评估躯体症状外，还应密切关注患者的情绪和行为表现。对于出现失眠、慢性胃肠道症状、其他疼痛症状及抑郁情绪的患者，需进行细致评估。结合焦虑量表，并完善相关实验室检查，以排除由躯体疾病或物质依赖引起的焦虑，从而做出准确判断[1]。

· 抑郁障碍是由多种原因引起的，以显著且持久的心境低落为主要临床特征的一类心境障碍。在发作期，患者会表现出明显的情感、认知和躯体症状；而在发作间期，症状则会缓解。部分患者可能出现自伤、自杀行为，甚至因此导致死亡。在诊断方面，焦虑障碍与抑郁障碍依据等级诊断原则，若达到抑郁障碍的诊断标准，则优先诊断为抑郁障碍；若抑郁和焦虑分别达到各自的诊断标准且无因果关联，亦可诊断为共病。治疗方面，除了药物治疗外，心理治疗同样至关重要。支持性心理治疗尤其适合在基层医疗卫生机构开展，通过倾听、安慰、解释、指导和鼓励等方式，帮助患者正确认识和对待自身疾病，从而主动配合治疗。结合家庭治疗，邀请家庭成员参与治疗过程，最大限度地调动患者的支持系统，协助患者找到配合常规治疗与保持良好社会功能之间的平衡点，并加强家属的宣教工作，以确保患者获得最全面的干预[2]。

参考文献

[1] 中华医学会，中华医学会杂志社，中华医学会全科医学分会，等. 广泛性焦虑障碍基层诊疗指南（2021年）[J]. 中华全科医师杂志，2021，20（12）：1232-1241.

[2] 中华医学会，中华医学会杂志社，中华医学会全科医学分会，等. 抑郁症基层诊疗指南（2021年）[J]. 中华全科医师杂志，2021，20（12）：1249-1260.

病例 6

血糖失控下的“骨背叛”

糖尿病肾病继发骨质疏松症

家庭医生 · **李涛**

病例概述

病史摘要

1. 现病史：患者，女性，76 岁。2020 年无明显诱因下出现腰背疼痛，于某三甲医院检查，甲状旁腺激素 15.2 pg/mL，骨钙素 21.24 ng/mL，Ⅰ型胶原羧基末端肽 0.42 ng/mL，血钙 2.2 mmol/L，25-羟基维生素 D 37 nmol/L，定量 CT（QCT）测得骨密度均值为 106m g/cm^3，诊断为骨量减少。患者未予重视，自行间断服用碳酸钙 D_3 治疗。3 个月前患者腰痛加重，伴乏力，无下肢放射痛，无头痛、头晕、胸闷、心悸、尿频、尿急，于某三甲医院复查腰椎骨密度 T 值为−3.2。为进一步诊治来门诊就诊。患者自发病以来神志清楚、精神状态尚可，大小便正常，睡眠较差，胃纳尚可，体重未见明显变化。

2. 既往史：追溯病史，患者自述患有糖尿病 20 余年，饮食和运动规律，曾先后服用吡格列酮二甲双胍片、达格列净以控制血糖，但血糖控制效果不理想。目前，患者采用精蛋白锌重组人胰岛素混合注射液（优泌林 70/30，早 20 U，晚 18 U）联合阿卡波糖（每日 3 次，每次 100 mg）进行血糖管理，然而血糖控制仍不佳（空腹血糖 9～10 mmol/L，餐后血糖 12～15 mmol/L）。患者有低血糖病史；出现泡沫尿 10 余年，2020 年曾进行 24 小时尿蛋白定量检测（4 100 mg/24 h），但未见其他随访报告。此外，患者有高血压病史 10 余年，最高血压达 180/90 mmHg，目前服用厄贝沙坦片控制血压，但平时未进行血压监测。患者否认患有冠心病、慢性支气管炎等慢性疾病；否认肝炎、结核等传染病史；否认有重大手术外伤史；否认输血史；否认药物及食物过敏史；否认特殊药物应用史。预防接种史不详。

3. 婚育史：已婚已育，育有 1 女。

4. 个人史：否认吸烟史和饮酒史。饮食偏好清淡。年轻时曾从事文职工作，现已退休，作息时间依然保持规律。

5. 月经史：已绝经。初潮年龄 13 岁，月经周期 28～30 天，经期 5 天，绝经年龄 55 岁。

6 家族史：父母均有高血压病史。

体格检查

体温 36.3℃，脉搏 78 次 / 分，呼吸 18 次 / 分，血压 185/88 mmHg，身高 160 cm，体重 75 kg，体重指数 29.3 kg/m^2。神志清晰，呼吸平稳，皮肤黏膜未见瘀点和瘀斑，全身浅表淋巴结未触及肿大。咽部无充血，双肺呼吸音清晰，未闻及干湿性啰音。心率 78 次 / 分，心律整齐，各瓣膜区未闻及明显杂音。腹部平坦柔软，无压痛，未触及明显包块，肝脾肋下未触及，移动性浊音阴性，肠鸣音 4 次 /

分。四肢肌力Ⅴ级，肌张力正常，双下肢无水肿，生理反射存在，病理征未引出。

辅助检查

详见表 6-1。

表 6-1 · **患者辅助检查及结果**

时 间	检查项目	检 查 结 果
2020 年 8 月 （外院）	骨代谢指标	甲状旁腺激素 15.2 pg/mL 骨钙素 21.24 ng/mL Ⅰ型胶原羧基末端肽 0.42 ng/mL 血钙 2.2 mmol/L 25-羟基维生素 D 37 nmol/L ↓
2023 年 3 月 20 日	骨代谢指标	骨代谢指标：25-羟基维生素 D<3.0 ng/mL ↓ 甲状旁腺激素 231.2 pg/mL ↑ 总钙测定 2.17 mmol/L ↓ β-胶原降解产物 0.46 ng/ mL 血清骨钙素 N 端中分子片段 32.81 ng/mL 总Ⅰ型胶原氨基端延长肽 6.41 ng/ mL
	肾功能	肌酐 175 μmol/L ↑ 尿酸 338 μmol/L 胱抑素 2.6m g/L ↑ 估算的肾小球滤过率 24 mL/(min · 1.73 m^2) ↓
	糖化血红蛋白	8.6%
	腰椎 CT	未见明显异常

病例讨论与分析

家庭医生讨论

家庭医生郑亦青・患者为中老年女性，腰背疼痛持续 3 年，近 3 个月症状加重。骨密度 T 值为−3.2，明确诊断为骨质疏松。患者患有糖尿病 20 余年，高血压病史超过 10 年，大量蛋白尿已持续 3 年余。近期复查显示肾小球滤过率显著下降，考虑诊断为糖尿病肾病及慢性肾功能不全。结合病史，进一步推测其骨质疏松可能为糖尿病及糖尿病肾病引起的继发性病变。

家庭医生胡咏华・该患者腰背疼痛已有 3 年，近 3 个月症状加重，需考虑原发性骨质疏松、继发性骨质疏松及腰椎间盘突出症的可能性。鉴于患者无下肢放射痛，且腰椎 CT 检查未见明显异常，目前暂不倾向于诊断为腰椎间盘突出。

家庭医生李涛・患者为绝经后女性，而老年女性正是原发性骨质疏松的高发人群。该患者患有糖尿病长达 20 余年，且血糖控制不佳，因此在考虑其骨质疏松发展过程中，继发性因素的作用不容忽视。基于患者的现病史及既往史，有必要进一步明确其肾功能状况，并进行肾脏 B 超检查。

俞卓伟教授分析

✧ 骨质疏松症根据发病机制可分为两大类：原发性骨质疏松和继发性骨质疏松。原发性骨质疏松进一步细分为 Ⅰ 型骨质疏松症和 Ⅱ 型骨质疏松症，Ⅰ 型骨质疏松症即女性绝经后骨质疏松症，主要与绝经后雌激素水平下降相关；Ⅱ型骨质疏松症，亦称老年性骨质疏松症，主要与年龄增长和衰老过程相关。继发性骨质疏松症则是由于疾病或药物等因素引发的骨量减少、骨微结构破坏、骨脆性增加及易骨折的代谢性骨病。在临床实践中，以内分泌与代谢疾病、结缔组织病、肾脏疾病、消化道疾病以及药物引起的继发性骨质疏松症最为常见。

✧ 该病例为 76 岁老年女性，具有以下 4 个显著特点：① 长期患有糖尿病，血糖控制不理想。② 并发糖尿病肾病，伴随大量蛋白尿。③ 25-羟基维生素 D 水平极低。④在糖尿病治疗早期曾使用吡格列酮。这四点均可能导致骨质疏松的发展。

✧ 糖尿病的典型症状包括多饮、多尿，导致大量钙、磷矿物质随尿液排出体外。若缺乏必要的钙剂补充，将引发患者钙负平衡，进而引起一系列激素水平变化，增强溶骨作用，最终导致骨质脱钙和骨质疏松。胰岛素作为重要的骨生长调节因子，参与骨矿化效应，对钙吸收和骨矿化具有关键作用。由于糖尿病导致胰岛素分泌相对或绝对不足，使得成骨细胞对骨骼的新生与塑造功能受阻，破骨细胞对骨吸收作用增强，导致骨吸收速度远超骨形成速度，从而加速骨质疏松的形成。若糖尿病控制不佳，随着“糖龄”增加，患者可能出现糖尿病肾病及大量蛋白尿。研究表明，此类患者常伴有 25-羟基维生素 D 水平偏低，体内活性维生素 D 减少，肠道对钙、磷等矿物质的吸收大幅下降，骨钙量逐渐减少，进一步加速骨质疏松的发展。糖尿病患者需长期联合服用多种药物，且常存在胰岛素敏感性下降或胰岛素缺乏问题。部分降糖药物（包括吡格列酮、环格列酮、罗格列酮等）可能加剧患者蛋白质代谢异常，使骨基质合成进一步减少，加之钙、磷无法有效沉积于骨骼，导致骨骼脆性增加、骨密度降低，骨质疏松风险显著提升。

✧ 在临床症状表现上，继发性骨质疏松症的患者多数症状较为隐匿，常被原发病的症状所掩盖，部分患者仅在 X 线检查时才发现已并发骨质疏松症。部分患者的主要体征与原发性骨质疏松症相似，患者常诉腰背酸痛、乏力、肢体抽搐或活动困难，可能出现身高缩短，甚至发生脊柱后凸、驼背或胸廓畸形。病情严重者会表现出明显的骨骼疼痛，轻微损伤即可引发骨折，常见于脊柱、肋骨、髋部及长骨的骨折，其中肋骨骨折在继发性骨质疏松症中较原发性骨质疏松症更为多见。

✧ 对于老年继发性骨质疏松患者，可能同时存在原发性骨质疏松和继发性骨质疏松的因素。相较于单纯的原发性骨质疏松，这类患者的骨质疏松状况往往更为严重，且常被原发病的症状所掩盖，不易在早期被发现，因此需引起我们高度关注。

全科诊疗思路与过程

综合评估

1. 诊断及诊断依据

(1) 骨质疏松：患者于 2020 年无明显诱因出现腰背疼痛，2023 年 3 月 20 日在某三甲医院检查腰椎骨密度，T 值为−3.2，据此确诊。结合病史分析，推测慢性肾功能不全导致继发性骨质疏松的可能性较大。

(2) 高血压：患者血压升高已有 10 余年，最高达 180/90 mmHg，长期服用厄贝沙坦片进行血压控制，基于此情况作出诊断。

(3) 2 型糖尿病：患者罹患糖尿病已逾 20 年，长期使用精蛋白锌重组人胰岛素混合注射液（优泌林 70/30，早 20 U，晚 18 U）联合阿卡波糖（每日 3 次，每次 100 mg）进行血糖控制，但效果不理想。空腹血糖维持在 9～10 mmol/L，餐后血糖则在 12～15 mmol/L 之间波动。2023 年 3 月 20 日监测糖化血红蛋白水平为 8.6% ，据此确诊。

(4) 糖尿病肾病Ⅳ期：患者罹患糖尿病已逾 20 年，血糖控制不理想，24 小时尿蛋白定量高达 4 100 mg/24 h，血肌酐水平上升，估算的肾小球滤过率为 24 mL/(min · 1.73 m^2)，据此予以诊断。

2. 患者受教育程度较高，但依从性较差；家庭关系和睦，家庭可利用资源及社会支持尚可。

治疗方案

1. 高血压：硝苯地平控释片（6 m g，每日 1 次）+ 吲达帕胺（1.5 mg，每日 1 次）+ 可乐定（75 μg，每日 3 次）。

2. 糖尿病：患者血糖波动较大，按情况调整胰岛素用量。

3. 慢性肾衰竭：开同片（每次 5 片，每日 3 次）+ 金水宝（每次 4 片，每日 3 次）。提示患者选择低蛋白质和优蛋白质饮食方案。

4. 继发性骨质疏松：骨化三醇（0.25 μg，每日 2 次）+ 碳酸钙 D_3（每次 1 片，每日 1 次）。

随访

详见表 6-2。

表 6-2 · 患者辅助检查及结果

时　间	检查项目	检　查　结　果
2023 年 6 月 25 日（本院）	骨代谢指标	25-羟基维生素 D 6.44 ng/ mL ↓ 甲状旁腺激素 48.11 pg/mL 总钙测定 2.45 mmol/L β-胶原降解产物 0.235 ng/mL 血清骨钙素 N 端中分子片段 19.38 ng/mL 总 Ⅰ 型胶原氨基端延长肽 39.00 ng/mL
	肾功能	肌酐 181 μmol/L ↑ 尿酸 393 μmol/L 胱抑素 2.37 mg/L ↑ 估算的肾小球滤过率 23.1 mL/(min · 1.73 m^2) ↓
	糖化血红蛋白	6.7%

结果

患者腰背疼痛状况较之前有所改善。

家庭医生心得感悟

✧ 骨质疏松、糖尿病、高血压是社区卫生服务中心常见的就诊疾病。全科门诊接诊的骨质疏松患者常合并多种慢性病，特别是对于合并肾功能不全的患者，针对骨质疏松治疗药物的选择需更加谨慎，对原发病的治疗尤为重要，这一点必须引起重视[1]。

✧ 对于门诊中骨质疏松合并长病程糖尿病、高血压的患者，需警惕其可能导致的慢性肾功能衰竭引起的继发性骨质疏松[2]。

✧ 骨骼同样惧怕“糖”，糖尿病长期控制不佳，体内的高糖环境是骨质疏松发展过程中不可忽视的关键因素。此外，若糖尿病药物选择不当，将进一步加剧骨质疏松，甚至增加骨折的风险。

✧ 在治疗方面，继发性骨质疏松与原发性骨质疏松有所不同，继发性骨质疏松的首要任务是针对其病因进行治疗，若仅采用常规的抗骨质疏松方案，临床疗效可能不尽如人意。积极探寻骨质疏松症的病因，对于有效治疗继发性骨质疏松症具有重大意义。一旦病因明确，应及时对原发病进行针对性治疗。

专家划重点

· 骨质疏松症根据其发病机制，可分为原发性与继发性两大类。在原发性骨质疏松症中，Ⅰ型（绝经后骨质疏松症）与雌激素水平的急剧下降密切相关，而Ⅱ型（老年性骨质疏松症）则主要由年龄增长导致的骨代谢失衡所引起。继发性骨质疏松症通常继发于糖尿病、甲状腺功能亢进等内分泌疾病，或因长期使用糖皮质激素等药物所致，其核心机制在于原发病或药物对骨代谢的干扰，进而导致骨吸收增强和骨形成受阻。

· 以本例 76 岁糖尿病合并肾病、低维生素 D 水平的患者为例，其骨质疏松风险显著升高：① 长期高血糖导致钙磷代谢紊乱及尿钙流失[3]；② 胰岛素不足可间接抑制成骨细胞活性，加速骨吸收[4]；③ 糖尿病肾病及蛋白尿进一步减少活性维生素 D 合成，加剧钙吸收障碍[3]；④ 吡格列酮等噻唑烷二酮类药物可抑制骨形成。

· 继发性骨质疏松症临床表现隐匿，易被原发病掩盖，但腰背疼痛、身高缩短、脊柱畸形及脆性骨折（如肋骨、髋部）仍是重要预警信号。老年患者常为原发性与继发性因素并存，需通过骨密度检测、维生素 D 水平评估及原发病筛查实现早期识别。

· 治疗需双管齐下：① 针对原发病进行干预（如控制血糖、调整肾损伤药物）。② 规范骨质疏松治疗（补充钙 / 维生素 D、使用双膦酸盐等），避免使用加剧骨代谢紊乱的药物（如噻唑烷二酮类）。在社区管理中，应强化“多病共治”理念，特别是要关注糖尿病、高血压患者的骨健康筛查，预防骨折导致的残疾风险。

参考文献

[1] 王秀清，甄怀蒙．早期及临床期 2 型糖尿病肾病并发骨质疏松症发病机制研究进展［J］．世界最新医学信息文摘，2014，14（7）：40-43.

[2] 王雪，郗兰华，信中，等．老年糖尿病肾病患者骨代谢指标的研究［J］．中华临床医药杂志，2002，3（25）：13-14.

[3] 罗巧彦，徐勇．糖尿病性骨质疏松及骨折的研究进展［C］// 第九届中国南方骨质疏松论坛暨江西省骨质疏松学术会论文集．南昌，2013：59-6.

[4] 刘九华．胰岛素抵抗程度与骨质疏松症的相关性研究［D］．大连：大连医科大学，2023.

病例 7

偏头痛背后的秘密

卵圆孔未闭引发的头痛

家庭医生 · 王雯雯

病例概述

病史摘要

1. 现病史：患者，女性，6 岁。自 2021 年 4 月起，患者开始出现头痛，通常在情绪紧张、劳累或睡眠不佳后发作，每次持续数小时至数天不等。头痛多表现为前额颞顶部的搏动性疼痛，偶尔为两颞部搏动性疼痛，疼痛程度从中度到重度不等。发作时伴有恶心、耳鸣，有时伴有呕吐（非喷射性），无发热、畏光、畏声、结膜充血、意识障碍、肢体抽搐等症状，与颈部体位变化无关。发作前无视觉、感觉及言语障碍等。起初，患者通过服用对乙酰氨基酚或布洛芬或休息 1～2 天后头痛可缓解，因此未引起重视。近 1 年来，发作性头痛症状达 10 余次，且多数情况下休息或服用止痛药后症状不能缓解，患者多次至长宁区某二级中医医院与二级综合性医院急诊就诊，头颅 CT 及磁共振检查均未见明显异常，心肌酶谱、血生化、甲状腺功能及自身免疫相关检查也未见异常，急诊对症处理后上述症状仍时有发作，严重影响日常生活。患者自起病以来，精神尚可，胃纳可，夜眠欠佳，二便正常，体重无明显下降。

2. 既往史：骨质疏松病史 6 年余，目前规律服用抗骨质疏松药物治疗中。高血压病史 2 年余，血压最高达 160/ 100 mmHg，目前服用左旋氨氯地平降压，血压控制可。有心律失常（房性期前收缩，室性期前收缩）病史 2 年余，服用琥珀酸美托洛尔缓释片（口服，23.75 mg，每日 1 次），无心悸症状。否认其他慢性疾病病史。

3. 婚育史：否认冶游史，已婚已育，育 1 子。

4. 个人史：生于上海，否认吸烟史和饮酒史。

体格检查

体温 36.4℃，脉搏 76 次 / 分，呼吸 18 次 / 分，血压 122/64 mmHg，身高 160 cm，体重 65 kg，体重指数（BMI）25.39 kg/m^2。发育正常，营养中等，体形匀称，自主体位，神清语利，查体合作；皮肤无黄染、苍白，巩膜无黄染；双肺呼吸音清，未闻及干湿啰音，叩诊心界不大，心率 76 次 / 分，律齐，各瓣膜听诊区未闻及病理性杂音；腹软，无压痛，反跳痛，无肌紧张，肝脾肋下未及，双下肢无水肿。生理反射存在，病理征未引出。

辅助检查

详见表 7-1。

表 7-1 · 患者辅助检查及结果

时　间	检查项目	检　查　结　果
2022 年 9 月 29 日（外院）	头颅 CT	两侧基底节区及放射冠少许腔隙性梗死
	普通心脏超声	二尖瓣轻度反流、三尖瓣轻度反流 余心脏结构及功能未见明显异常

续 表

时 间	检查项目	检 查 结 果
2022 年 10 月 28 日（外院）	头颅 CT	双侧基底节区腔隙性脑梗死
2023 年 2 月 16 日（外院）	头颅 MRI	两侧基底节区腔隙性脑梗死
2023 年 2 月 16 日（外院）	颈椎 MRI	颈椎退行性改变
2023 年 4 月 9 日	空腹血糖	632 m mol/L ↑
	糖化血红蛋白	65 m mol/l

病例讨论与分析

家庭医生讨论

家庭医生李娜 · 患者为老年女性，反复发作性头痛已有 2 年余。根据既往症状和就诊经历，初步诊断为“偏头痛”。然而，此次头痛发作加重，持续 2 周未见明显缓解，仍需进一步检查以排除器质性病变的可能性。

家庭医生王雯雯 · 依据患者头痛的发作特点——无明显先兆，持续时间从数小时到数天不等，且休息或服用止痛药物后可缓解，初步考虑为“无先兆性偏头痛”。目前头痛持续 2 周未缓解，需考虑颈椎病作为潜在原因。

家庭医生陶文勤 · 患者为老年女性，发作性头痛病史长达 2 年余。外院多次就诊未发现明显器质性病变。尽管患者有高血压病史，但长期药物控制稳定。因此，仍倾向诊断为偏头痛。此次发作持续不缓解，需进一步明确病因，排除器质性病变引起的头痛。

俞卓伟教授分析

✧ 患者反复发作性头痛已有 2 年余，此次症状加重持续 2 周，常规止痛药物效果不佳。根据患者头痛的性质、部位、持续时间、伴随症状、病程及相关检验检查结果，偏头痛的诊断基本明确，且该患者属于无先兆性偏头痛。

✧ 偏头痛是一种常见的慢性发作性脑功能障碍性疾病，长期反复发作会显著降低患者的生活质量，并影响其情绪。我国偏头痛的年患病率为 9%。偏头痛的正确诊断依赖于详尽的头痛病史问诊、可靠的体格检查及必要的辅助检查。其中，详细和准确的病史采集对偏头痛的诊断至关重要。在诊断过程中，需识别继发性头痛的预警信号，以鉴别其他头痛疾病，并筛查是否存在药物过度使用性头痛。

✧ 偏头痛属于排除性诊断，且临床分型较为复杂。对于社区全科医生而言，最重要的是做好鉴别诊断，排除继发性疾病后再考虑原发性偏头痛的分型。此外，还需排除由先天性心脏病引起的偏头痛。

全科诊疗思路与过程

综合评估

1. 诊断及诊断依据

(1) 偏头痛（原因待查）：根据目前患者的头颅 CT、磁共振检查结果，以相关生化检查，仍未能明确病因。需进一步排查是否由先天性心脏病引发的偏头痛。

(2) 原发性高血压（2 级，高危）：患者目前通过服用左旋氨氯地平片有效控制血压，既往最高血压曾达 160/100 mmHg，故诊断明确。

(3) 腔隙性脑梗死（基底节区）：依据患者既往症状及头颅磁共振检查结果，诊断得以明确。

(4) 心律失常（房性期前收缩、室性期前收缩）：根据患者既往心电图检查结果，诊断明确。

2. 危险因素：易感焦虑，情绪波动剧烈。

3. 健康问题：空腹血糖、糖化血红蛋白水平偏高。

4. 并发症与其他临床情况：暂无。

5. 患者受教育程度中等，对疾病认知度高，对症状控制极为关注，治疗依从性良好，家庭关系和谐，家庭可利用资源及社会支持尚可。

治疗方案

1. 进一步优化相关检查流程。

2. 明确告知患者，当前偏头痛虽无法彻底治愈，但通过科学治疗可以有效控制病情。协助患者树立合理的治疗预期，即通过系统治疗，能够减少偏头痛发作的频率，减轻头痛程度，缩短每次发作的持续时间，并降低失能影响。

3. 开展心理疏导工作，指导患者记录头痛日记，以便识别偏头痛发作的潜在触发因素，评估治疗效果。同时，定期进行随访，并根据病情变化适时调整干预方案。

随访

1. 2023 年 7 月 15 日，家庭医生王雯雯在社区的全科-心内科联合门诊接诊了一位因卵圆孔未闭引发偏头痛的患者。该患者在上级医院接受卵圆孔未闭封堵术后，头痛症状得到缓解。由此，王医生联想到此前俞教授会诊过的类似病例，立即致电该患者，借助区域医联体绿色转诊通道的高效便利，迅速完成了经胸右心声学造影发泡试验（图 7-1），明确了诊断，并及时进行了手术治疗。

2. 患者经手术治疗后，发作性头痛症状消失。

3. 2023 年 7 月 28 日，患者至周家桥社区卫生服务中心复诊，详见表 7-2。

表 7-2 · **患者复诊辅助检查及结果**

时　间	检查项目	检　查　结　果
2023 年 7 月 17 日（外院）	术前经胸右心声学造影发泡试验	阳性，RLS 1 级（图 7-1）
	术前经食道超声心动图	• 房间隔缺损：卵圆孔未闭 • 左心房及左心耳未见明显血栓形成（图 7-2）
	术前心电图	正常心电图
2023 年 7 月 21 日（外院）	术后心电图	• 窦性心律 • 不完全性右束支阻滞 • Q-T 间期延长
	术后胸部 X 线片	两肺未见明显活动性病变
2024 年 7 月 24 日（外院）	术后普通心脏超声	卵圆孔未闭封堵术后，封堵器在位（图 7-3）

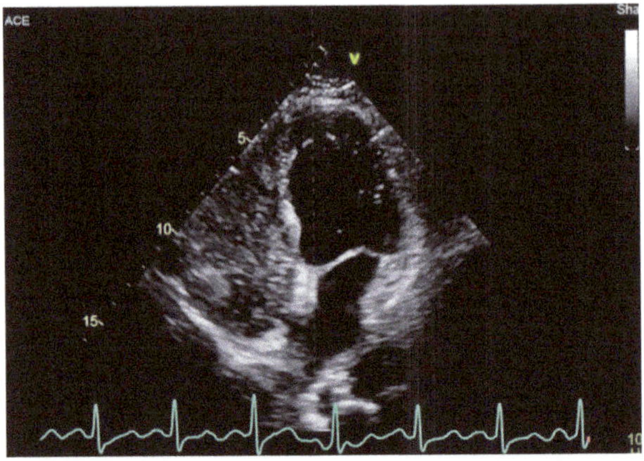

图 7-1 · 术前经胸右心声学造影发泡试验（左心系统可见少量微泡）

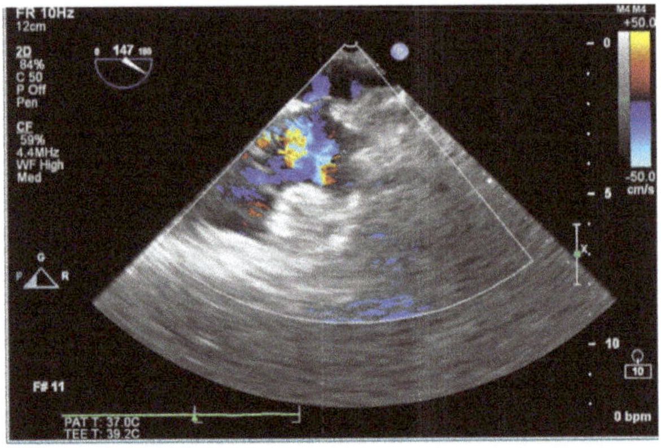

图 7-2 · 术前经食管超声心动图

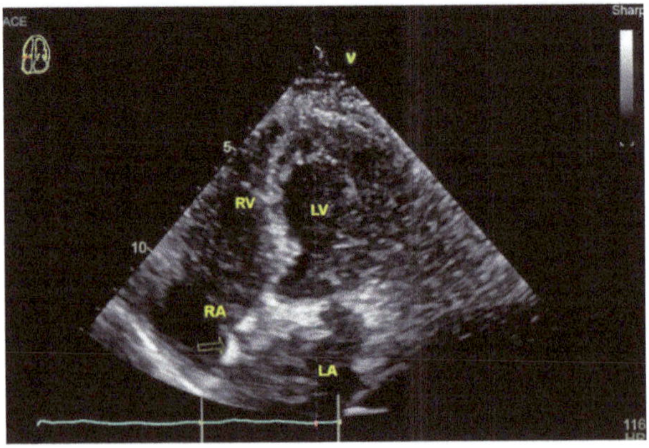

图 7-3 · 术后普通心脏超声

家庭医生心得感悟

✧ 连续性的医疗照顾是全科医生的显著优势。通过本病例的诊疗过程，我们可以清晰地看到，家庭医生相较于二三级医院的专科医生，最大的优势在于提供连续性的医疗照顾。这种连续性不仅使得家庭医生在遇到相似症状的案例时，能够迅速联系到相关患者，并督促患者完成这项特殊的检查，从而及时明确病因，同时也促进了家庭医生自身的专业成长。

✧ 全科诊疗思维是家庭医生不可或缺的基本功。在社区的全科门诊中，经常会遇到以“头痛”为主诉的患者。在接诊这类患者时，医生需全面考虑各种可能引发头痛的器质性疾病，包括本例中较为罕见的由卵圆孔未闭导致的偏头痛，这种疾病是常规心脏超声难以发现的。

专家划重点

· 卵圆孔未闭是最常见的先天性心脏结构异常。卵圆孔是胎儿发育过程中不可或缺的心脏通道，通常在婴儿出生后不久便会自然闭合。然而，在我国，20%～25% 的成年人其卵圆孔未能完全闭合，留下一个小裂缝，这种现象被称为“卵圆孔未闭”。

· 探讨偏头痛与卵圆孔未闭的关联。若无明显症状，许多人可能终身未察觉，也无需特别处理。但当出现头痛、头晕、肢体麻木、卒中等症状，且病因难以确定时，则需考虑进行卵圆孔未闭的相关检查。这一检查通常采用一种特殊的心脏检测方法——经胸右心声学造影发泡试验。

· 对于伴有卵圆孔未闭的偏头痛患者，卵圆孔封堵术是一种行之有效的治疗手段。自 2000 年以来，大量观察性研究已证实，卵圆孔封堵术后偏头痛症状的改善具有统计学意义。一项针对 2016 年之前发表的 21 项病例对照研究的系统回顾分析表明，接受封堵术治疗的患者中，有 14%～85% 的人头痛症状显著缓解。术后中长期随访结果也显示，患者预后普遍良好。

参考文献

[1] International Headache Society (IHS) Headache Classification Committee. The International classification of headache disorders，3rd edition (ICHD-3)[J]. Cephalalgia, 2018.

[2] 中国医师协会神经内科医师分会，中国研究型医院学会头痛与感觉障碍专业委员会。中国偏头痛诊断与治疗指南（2023 版）[J]. 中国现代神经疾病杂志，2023，23（9）：61 –0.

[3] 万林姗，宋秀娟，刘燕燕，等. 偏头痛与卵圆孔未闭的研究进展[J]. 中国现代医学杂志，2024，34（9）：1–7.

[4] 张蕾，张晓春，张源，等. 老年卵圆孔未闭患者经导管封堵效果的单中心分析[J]. 复旦学报（医学版），2022，49（3）：381–387.

病例 8

社区发现了罕见病
华氏巨球蛋白血症

家庭医生 · **乌日娜**

病例概述

病史摘要

1. 现病史：患者，女性，78 岁。主诉恶心伴乏力、纳差 6 天，皮下瘀斑 1 天。患者因高血压、腔隙性脑梗死，常年服用阿司匹林肠溶片进行抗血小板聚集治疗。2019 年 1 月 21 日，患者自述近期出现足踝处皮下瘀斑，自行停用阿司匹林肠溶片后症状有所好转，遂要求更换其他抗血小板药物，随即改用硫酸氢氯吡格雷片（75 mg，每日 1 次，口服），服用 1 片硫酸氢氯吡格雷片后，次日（22 日）患者即出现恶心、头晕、全身风团样皮疹，立即停服硫酸氢氯吡格雷片，并予盐酸西替利嗪片（10 mg，每日 1 次，口服），连续两天进行抗过敏治疗，风团样皮疹于两日后消退。然而，恶心、纳差、乏力、头晕症状逐渐加重。1 月 27 日，患者突发四肢及颜面皮下瘀斑，随即转诊至某三甲医院住院治疗。发病以来，患者胃纳及睡眠状况欠佳，二便正常，体重有所减轻。

2. 既往史：患者既往有高血压病史 17 年，血压最高达

180/98 mmHg，长期服用氨氯地平、缬沙坦、比索洛尔片进行降压治疗，血压控制在 130/80 mmHg 左右。2011 年 2 月及 2016 年 12 月，患者分别两次出现头晕、乏力及行走不稳症状，经头颅 CT 检查诊断为“双侧基底节区及放射冠腔隙性脑梗死灶，老年脑”，接受活血化瘀治疗后，未遗留后遗症。患者伴有 9 年过敏性鼻炎病史及 4 年 2 型糖尿病史，通过饮食控制，未服用药物，血糖控制尚可。此外，患者有 5 年骨质疏松及双膝骨质增生史，46 岁时因胆囊结石行胆囊切除术，2008 年接受双足踇指外翻整形术。否认其他手术及外伤史，但做过胆囊手术，且有输血史。患者对硫酸氢氯吡格雷片过敏（表现为风团、瘀斑），否认其他食物及药物过敏史。无肝炎、结核等传染病史，预防接种史不详。

3. 个人史：生长于上海，无烟酒史。已婚，育有一子一女，丈夫及子女均健在。父母已故，母亲生前患有高血压、冠心病、房颤及脑梗死。

体格检查

体温 36.4℃，脉搏 84 次 / 分，呼吸 18 次 / 分，血压 120/74 mmHg。神志清醒，精神状态欠佳，面色晦暗，体型中等，查体合作，对答切题。双手、双下肢及颜面可见斑片状皮下瘀斑（图 8-1），心肺检查无异常，腹部平坦柔软，右上腹可见 8 cm 陈旧性手术瘢痕，无压痛及反跳痛，双下肢轻度水肿。

辅助检查

患者 2019 年 1 月曾在外院做过相关检查，检查结果详见表 8-1。

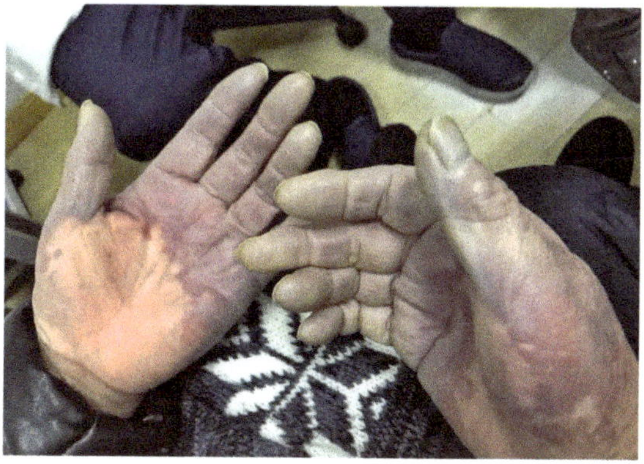

图 8-1 · 患者急性发病期肢体皮下瘀斑明显

表 8-1 · 患者辅助检查及结果

时　间	检查项目	检　查　结　果
2019 年 1 月	血常规	血白细胞 10.7×10^9/L ↑（正常参考值 3.5～9.5×10^9/L）
		中性粒细胞百分比 50.2%（正常）
		淋巴细胞百分比 35.6%（正常）
		单核细胞百分比 11.8% ↑（正常参考值 3.0%～10%）
		血红蛋白 124 g/L（正常）
		血小板 102×10^9/L（正常）
	生化检查	丙氨酸氨基转移酶 45 U/L ↑（正常参考值 7～40 U/L）
		天冬氨酸氨基转移酶 59 U/L ↑（正常参考值 13～35 U/L）
		血浆白蛋白 28 g/L ↓（正常参考值 40～55 g/L）
		血尿素氮 17 mmol/L ↑（正常参考值 2.76～8.07 mmol/L）
		血肌酐 85.8 μmol/L ↑（正常参考值 45～84 mmol/L）
		血尿酸 412 μmol/L ↑（正常参考值 142～339 mmol/L）
		血钙 2.0 mmol/L ↓（正常参考值 2.2～2.55 mmol/L）
		血磷 0.83 mmol/L（正常）
		血钾 4.2 mmol/L（正常）
		血钠 140 mmol/L（正常）

续 表

时 间	检查项目	检 查 结 果
2019年1月	尿常规	蛋白质 +
	凝血功能	凝血酶原时间 12.7 秒（正常） 活化部分凝血活酶时间 41 秒↑（正常参考值 22～38 秒） 血浆纤维蛋白原 1.41 g/L ↓（正常参考值 2～4 g/L） 凝血酶时间 83.9 秒↑（正常参考值 13.5～20.5 秒） 纤维蛋白（原）降解产物 9.91 mg/L（正常） D-二聚体 2.48 μg/mL ↑（正常参考值 <0.5 μg/mL）
	红细胞沉降率	红细胞沉降率 136 mm/h ↑（正常参考值 0～20 mm/h）
	自身免疫抗体	抗中性粒细胞细胞质抗体、抗心磷脂抗体、抗可溶性抗原七项均阴性
	胸部 CT	两肺多发炎症及慢支样改变 散在炎症后遗灶及泡性肺气肿 动脉硬化 两侧胸腔少量积液 纵隔及双侧腋窝多发淋巴结肿大
	腹部 CT	胃窦部壁增厚 胆囊缺如 残端小结石 脾脏肿大伴小钙化灶 腹腔多发略肿大淋巴结

病例讨论与分析

家庭医生讨论

家庭医生王小冬 · 患者为老年女性，患有高血压、糖尿病、脑梗死等多种疾病。1 周前，因出现皮下瘀斑，停用阿司匹林肠溶片，改服氯吡格雷进行抗血小板聚集治疗。然而，服用 1 片后，患者随即出现恶心、头晕及全身风团样皮疹，并继发四肢瘀斑。鉴于上述症状，药物不良反应的可能性不容忽视，建议立即住院进行进一步检查，以明确诊断。

家庭医生乌日娜 · 患者为老年女性，既往患有多种慢性疾病。1 周前，患者自述出现下肢瘀斑，随即停用阿司匹林肠溶片，改服氯吡格雷片。然而，服用 1 片后，患者立即出现恶心、头晕及全身风团样皮疹，随后四肢亦出现瘀斑。考虑到药物不良反应、凝血功能障碍及血液系统疾病均有可能，建议患者住院以进一步完善相关检查，明确诊断。

俞卓伟教授分析

✧ 患者为老年女性，既往患有高血压、糖尿病、脑梗死等多种慢性疾病。1 周前，患者因出现下肢瘀斑而停用阿司匹林肠溶片，改服氯吡格雷片。然而，服用 1 片后随即出现恶心、头晕及全身风团样皮疹，并伴随四肢瘀斑。考虑可能为药物不良反应、凝血功能障碍、血液系统疾病或自身免疫性疾病甚至罕见病所致。建议立即联系上级医院收治入院，进一步检查以明确诊断，切勿延误。

全科诊疗思路与过程

综合评估

1. 诊断及诊断依据

(1) 凝血功能障碍：凝血酶原时间 12.7 秒（正常范围），活化部分凝血活酶时间 41 秒↑，血浆纤维蛋白原 1.41 g/L↓，凝血酶时间 83.9 秒↑，纤维蛋白降解产物 9.91 mg/L，D－二聚体 2.48 μg/mL↑。结合临床症状及实验室检查结果，凝血功能障碍的诊断已明确，但具体导致凝血功能障碍的原因尚需进一步探究。

(2) 肺部感染：血白细胞计数 10.7×10^9/L↑，红细胞沉降率 136m m/h↑，胸部 CT 检查结果显示双肺多发炎症及慢性支气管炎样改变，伴有散在炎症后遗灶和泡性肺气肿，动脉硬化迹象，双侧胸腔少量积液，纵隔及双侧腋下多发淋巴结肿大。综合上述表现，应高度怀疑存在肺部感染。

(3) 高血压（3 级，很高危）：患者既往患有高血压病史长达 17 年，血压峰值曾达 180/98 mmHg。长期以来，患者坚持服用氨氯地平、缬沙坦及比索洛尔片进行降压治疗，血压得以稳定控制在 130/80 mmHg 左右。高血压 3 级的诊断已明确。

(4) 腔隙性脑梗死：2011 年 2 月及 2016 年 12 月，患者先后两次出现头晕、乏力以及行走不稳的症状，经头颅 CT 检查确诊为“双侧基底节区及放射冠腔隙性脑梗死灶，老年脑”。在接受活血化瘀治疗后，未遗留任何后遗症。腔隙性脑梗死的诊断已明确。

(5) 2 型糖尿病：患者有 4 年 2 型糖尿病病史，通过饮食调控，未使用药物治疗，血糖水平控制良好。

(6 骨质疏松：患者伴有 5 年骨质疏松及双膝骨质增生病史，骨质疏松症的诊断已明确。

(7) 胆囊切除术后状态：患者于 46 岁时因胆囊结石接受胆囊切除术，该诊断明确无疑。

治疗方案

建议立即转诊三级医院住院治疗做进一步检查、明确诊断。

随访

1. 患者入住某三级医院心血管内科后，予以依诺肝素钠（0.4 mL，皮下注射，每 12 小时 1 次）进行抗凝治疗；同时使用头孢曲松进行抗感染治疗；静脉补充复合维生素；通过杏丁和参附制剂改善血液循环；并使用苯磺酸氨氯地平进行降压治疗。症状改善后，患者出院，并建议其前往血液科进一步就诊。

2. 2019 年 3 月 12 日，患者再次在某三级医院血液科住院接受治疗，相关检查监测结果详见表 8-2 和图 8-2。结合辅助检查结果，诊断为：华氏巨球蛋白血症、高血压（3 级，极高危）、凝血障碍（凝血功能亢进）、胆囊切除术后状态。治疗方案如下：伊布替尼胶囊（420 mg，3 粒，每日 1 次，口服），同时缬沙坦、氨氯地平、比索洛尔联合降压治疗。疗效可，未再出现皮下瘀斑等不适症状（图 8-3）。

表 8-2 · 患者辅助检查及结果

时间	检查项目	检查结果
2019 年 3 月 12 日	血常规	白细胞 8.2×10^9/L（正常） 中性粒细胞百分比 37.9% ↓（正常参考值 40%～75%） 淋巴细胞百分比 50.3% ↑（正常参考值 20%～50%） 单核细胞百分比 9.9%（正常） 血红蛋白 101 g/L ↓（正常参考值 130～175 g/L） 血小板 193×10^9/L（正常）

续 表

时间	检查项目	检查结果
2019 年 3 月 12 日	生化检查	丙氨酸氨基转移酶 12 U/L（正常） 天冬氨酸氨基转移酶 25 U/L（正常） 血浆白蛋白 39 g/L（正常） 血尿素氮 17 mmol/L（正常） 血肌酐 85.6 μmol/L ↑（正常参考值 45～84 mmol/L） 血尿酸 414 μmol/L ↑（正常参考值 142～339 mmol/L） 钙离子 2.4 mmol/L（正常） 磷离子 1.45 mmol/L（正常） 钾离子 4.0 mmol/L（正常） 钠离子 141 mmol/L（正常）
	尿常规	蛋白质（−）
	凝血功能	凝血酶原时间 11.3 秒（正常） 活化部分凝血活酶时间 21.8 秒↓（正常参考值 22～38 秒） 纤维蛋白原 2.12 g/L（正常） 凝血酶时间 20.6 秒↑（正常参考值 13.5～20.5 秒） 纤维蛋白降解产物 9.6m g/L（正常） D−二聚体 3.43 mg/L ↑（正常参考值 <0.5 μg/mL）
	红细胞沉降率	红细胞沉降率 95 mm/h ↑（正常参考值 0～20 mm/h）
	自身免疫抗体	免疫球蛋白轻链 Kappa 型 6.92 g/ L 免疫球蛋白轻链 Lambda 型 0.92 g/L 免疫球蛋白 M 29.2 g/L ↑（正常参考值 0.4～2.3 g/L）
	骨髓涂片	骨髓有核细胞增生活跃 原幼细胞占 1.5% 浆样淋巴细胞占 5.5% 淋巴细胞比例增高 结合血清免疫球蛋白 M 增高 提示华氏巨球蛋白血症可能

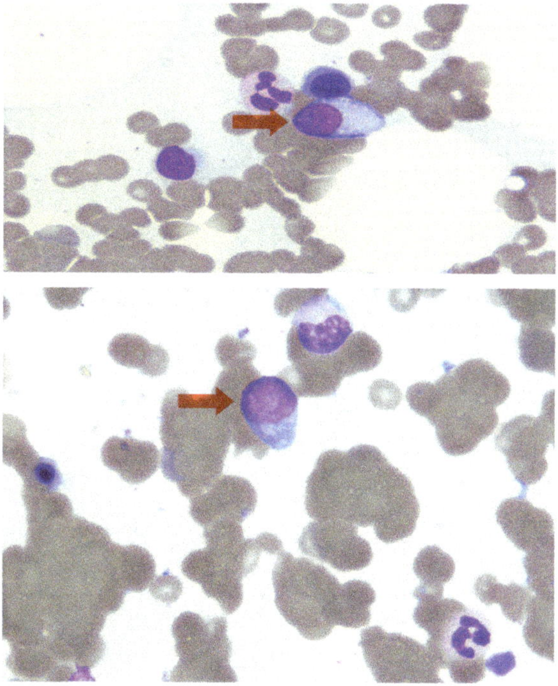

图 8-2 · 患者骨髓涂片结果

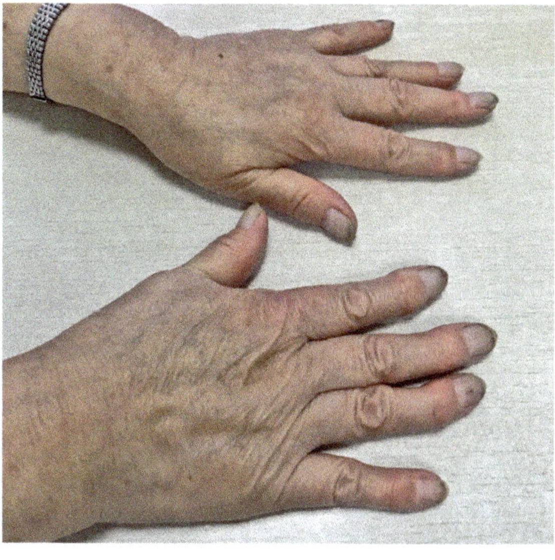

图 8-3 · 治疗后患者的皮下瘀斑完全消失

家庭医生心得感悟

✧ 对于长期随访的慢性病患者，若出现病情急性变化，应给予高度关注，迅速评估病情变化的严重程度，并及时进行相关检查、治疗及转诊，使患者的病情能得到及时的控制和缓解。

✧ 在启用未曾使用过的药品时，需密切监测患者的各项反应。若怀疑出现药物不良反应，应立即停止用药，并给予相应的对症治疗，必要时迅速安排转诊。

专家划重点

· 华氏巨球蛋白血症（Waldenström macroglobl inemia，WM）是一种罕见的惰性成熟 B 细胞淋巴瘤，其在非霍奇金淋巴瘤中的占比不足 2%。

· WM 诊断标准涵盖以下五个方面：① 血清中检测到单克隆性的 IgM（不论数量）。② 骨髓中浆细胞样或浆细胞分化的小淋巴细胞呈现小梁间隙浸润（不论数量）。③ 免疫表型特征包括：CD19（+）、CD20（+）、sigM（+）、CD22（+）、CD25（+）、CD27（+）、FMC7（+）、CD5（+/−）、CD10（−）、CD23（−）、CD103（−）。值得注意的是，10%～20% 的患者可能部分表达 CD5、CD10 或 CD23，此时不应仅凭免疫表型排除 WM。④ 需排除其他已知类型的淋巴瘤。⑤ 研究表明，MYD88L265P 突变在 WM 中的发生率超过 90%，但其阳性检出率受检测方法和标本中肿瘤细胞比例等因素影响。此外，MYD88L265P 突变亦可见于其他小 B 细胞淋巴瘤、弥漫大 B 细胞淋巴瘤等。因此，MYD88L265P 突变虽为 WM 诊断及鉴别诊断的重要标志，但并非特异性诊断指标[1]。

WM 的临床表现主要由以下两方面异常导致。① 淋巴浆细胞侵犯骨髓和其他器官：单侧骨髓穿刺及骨髓活检显示，骨髓中不同分化阶段的 B 细胞（包括小 B 淋巴细胞、浆细胞样淋巴细胞和浆细胞）呈弥漫性、间质性或结节性侵犯（不论数量）。淋巴浆细胞侵犯骨髓可导致全血细胞减少，侵犯肝脾、淋巴结则引起相应器官肿大，中枢神经系统侵犯可引发 Bing-Neel 综合征。② 血清单克隆 IgM 增高：WM 患者血清免疫球蛋白水平升高，血清蛋白电泳显示 M 蛋白峰（M-spike），血清免疫固定电泳显示 IgM 重链受累，轻链以 Kappa 型受累更为常见。高水平的单克隆血清 IgM 可引发高黏滞血症，确诊 WM 的患者需评估其血液黏滞度。大多数患者血液黏滞度高于 1.8×10^3 Pa · s，通常在 4.0×10^3 Pa · s 以上会出现头晕、黏膜出血和视物模糊等症状。此外，IgM 的自身抗体效应可导致免疫性溶血性贫血、血小板及凝血因子减少、血管性血友病、冷球蛋白血症、冷凝集素病和 IgM 相关性周围神经病等。当患者出现易青紫或出血表现，或有其他临床指征时，建议行凝血功能检查，并检测冷凝集素及冷沉球蛋白、温暖条件下血清 IgM 水平，这对诊断具有重要意义。IgM 的沉积效应还可能引发继发性轻链型淀粉样变或范科尼综合征等。WM 是一种惰性、不可治愈的血液肿瘤疾病。无症状的 WM 患者无须治疗，仅当出现高黏滞血症、神经病变、症状性器官肿大、淀粉样变性、冷球蛋白血症、冷凝集病、与疾病相关的血细胞减少、淋巴结增大等症状时才进行治疗。治疗决策不取决于血清 IgM 水平，治疗目标是缓解症状及降低器官损害风险，而非追求血液学的完全缓解。[1]

参考文献

[1] 中国抗癌协会血液肿瘤专业委员会，中华医学会血液学分会白血病淋巴瘤学组，中国抗淋巴瘤联盟. 淋巴浆细胞淋巴瘤/华氏巨球蛋白血症诊断与治疗中国专家共识（2016 年版）[J]. 中华血液学杂志，2016，37（9）：729-734.

病例 9

聚焦射频消融术
解锁心房颤动治疗新方案

家庭医生 · 王蔚

病例概述

病史摘要

1. 现病史：患者，男性，83 岁。主诉胸闷、心悸 30 余年，加重 2 个月。患者于 30 余年前无明显诱因逐渐出现胸闷、心悸，无心前区疼痛，无头晕、头痛，无黑蒙，无意识障碍，无肢体无力，无心悸多汗，无视力减退。就诊时心电图检查显示心房颤动，休息后转律，此后未予重视。20 年前开始间断服用普罗帕酮，但仍有胸闷、心悸发作，多次心电图检查提示心房颤动，休息及对症治疗后转律，无胸痛。2022 年 12 月起，胸闷、心悸发作次数显著增加，尤其在天气变化及情绪紧张时更为频繁，用药方案调整为利伐沙班（15 mg，每日 1 次）+ 普罗帕酮（150 mg，每日 3 次）。2022 年 10 月，患者于某三甲医院行射频消融术，术后仍间断出现胸闷、心悸，用药方案调整为美托洛尔缓释片（23.75 mg，每日 1 次）+ 利伐沙班（15 mg 每日 1 次）+ 普罗帕酮（100 mg，每日 3 次）+ 单硝酸异山梨酯缓释片（30 mg，每日 1 次）+ 达格列净片

（10 mg，每日 1 次）。为求进一步治疗来院就诊。发病以来精神可，食欲正常，睡眠质量可，大小便如常，体重无明显减轻。

2. 既往史：患者有高血压病史 8 年，血压最高达 180/100 mmHg，在家庭医生的指导下，通过改变生活方式，血压已控制在正常范围内，近期未服用药物。否认肝炎、结核等传染病史。无其他慢性病史，无手术史，无输血史，无药物及食物过敏史，预防接种情况不详。

3. 个人史：生长于上海，无烟酒史。

体格检查

体温 36.4℃，脉搏 78 次 / 分，呼吸 18 次 / 分，血压 130/80 mmHg，体重指数 24.8 kg/m^2。发育正常，营养中等，体形匀称，自主体位，神志清晰，言语流利，查体合作；皮肤无黄染、苍白；巩膜无黄染；颜面无水肿；双肺呼吸音粗糙，未闻及干湿性啰音；叩诊心界不大，心率 78 次 / 分，心律不齐，未闻及杂音；腹部柔软，无压痛及反跳痛，无肌紧张，肝脾肋下未触及，双下肢无水肿。左手食指末节缺失（工伤）。

辅助检查

详见表 9-1。

表 9-1 · 患者辅助检查及结果

时　间	检查项目	检 查 结 果	正常参考值
2021 年 10 月 9 日	心电图	Ⅰ度房室传导阻滞	

续 表

时 间	检查项目	检 查 结 果	正常参考值
2021年10月9日	心脏超声	左右房稍大 二尖瓣、主动脉瓣、三尖瓣轻度反流 左心室射血分数67%	
	颈动脉及四肢动脉超声	动脉硬化伴斑块形成	
2021年10月11日	肾小球滤过率	64 mL/(min · 1.73 m²)	80～120 mL/(min · 1.73 m²)
	丙氨酸氨基转移酶	12 U/L（正常）	9～50 U/L
	天冬氨酸氨基转移酶	16 U/L（正常）	15～40 U/L
	总胆固醇	4.90 mmol/L（正常）	<5.18 mmol/L
	甘油三酯	3.22 mmol/L ↑	<1.7 mmol/L
	高密度脂蛋白	0.83 mmol/L（正常）	>1.04 mmol/L
	低密度脂蛋白	2.58 mmol/L（正常）	<3.37 mmol/L
	同型半胱氨酸	23.3 μmol/L ↑	0～20 μmol/L
	空腹血糖	5.55 mmol/L（正常）	3.9～6.1 mmol/L
	凝血功能	正常	
2021年10月20日	24小时动态心电图	平均心率6 次/分 房性期前收缩108次 室性期前收缩456次	
	24小时动态血压监测	24小时血压负荷收缩压白天轻度增高，舒张压夜间轻度增高，24小时昼夜节律正常	

续 表

时 间	检查项目	检 查 结 果	正常参考值
2022年1月11日	心电图	心房扑动呈不规则传导	
2023年2月1日	24小时动态心电图	全程心房扑动心率	
2023年2月7日	心电图	窦性心律，T波改变V6低平	
2023年2月25日	现场心电图	心房扑动伴室性期前收缩	

病例讨论与分析

家庭医生讨论

家庭医生王蔚 · 患者为老年男性，根据其症状和体征，结合辅助检查结果，阵发性心房颤动的诊断已明确，但心房颤动的具体原因尚不明确。建议进一步检查甲状腺功能和冠状动脉状况，以明确心房颤动的诱发因素。患者有高血压病史，尽管目前血压控制稳定且未服用降压药物，仍需密切监测血压水平。若血压控制不佳，建议适时加用降压药物，确保血压维持在140/90 mmHg以下。目前患者正按时服药，若在心房颤动发作时出现明显的胸闷和心悸症状，可考虑加用美托洛尔进行治疗。

家庭医生王雯雯 · 患者阵发性心房颤动的诊断已明确，且诱因对其发作频率有显著影响。因此，需密切留意患者发作时的具体情况，积极寻找诱因，如情绪波动、睡眠不佳等，并尽力消除这些诱因，以降低心房颤动的发作频率。该患者与老爱人共同居住，属于典型的空巢老人家庭。老爱人患有严重骨关节炎，行动不便，家中所有家务均由患者承担，导致患者长期劳累且心情不佳。后续需与家属进行深入沟通，共同消除诱因。此外，患者的高血压诊断明确，虽病史显示原发性高血压可能性较大，但在必要时，仍建议至上级医院进一步排查继发性高血压的可能性。

家庭医生杨凯 · 在当前的医疗实践中，射频消融术已经达到了一个相当成熟的阶段，它通常被作为首选的治疗方法来使用。在某些情况下，如果第一次治疗没有达到预期的效果，或者病情有所反复，医生会建议患者进行第二次射频消融术。这种重复治疗的方案是基于射频消融术的安全性和有效性，它能够帮助患者再次获得症状的缓解。然而，对于那些对手术过程或者可能的并发症有所顾虑的患者，医疗专家们也提供了另一种选择，即左心耳封堵术。这种手术的目的在于减少心脏中左心耳部分血栓脱落的风险，从而降低中风等严重并发症的可能性。左心耳封堵术为那些不愿意或不能接受射频消融术的患者提供了一个有效的替代方案。

俞卓伟教授分析

✧ 心房颤动病因多样。心脏疾病是常见原因，像冠心病、心脏瓣膜病，病变会影响心脏正常结构与电生理，易引发心房颤动。长期大量饮酒，酒精刺激心脏，扰乱心电活动，增加心房颤动风险。此外，甲状腺功能亢进时，甲状腺激素异常分泌，可使心脏兴奋性改变，诱发心房颤动。高龄也是关键因素，随着年龄增长，心脏结构和功能发生生理性退变，心房颤动发病率随之升高。睡眠呼吸暂停综合征患者，因夜间反复缺氧，心脏负担加重，也易出现心房颤动。多种因素交织，共同影响着心房颤动的发生。

✧ 根据心房颤动持续的时间可分为四类：① 阵发性心房颤动（可自行转律，发作时间≤ 7 天）。② 持续性心房颤动（发作时间＞ 7 天，或需要药物 / 电复律才能终止）。③ 长期持续性心房颤动（持续时间≥ 1 年，患者有恢复正常心律的愿望，并接受相应治疗，可恢复窦性心律）。④ 永久性心房颤动（持续时间≥ 1 年，医生和患者共同决定放弃窦性心律）。

✧ 心房颤动的药物治疗旨在控制心室率、恢复并维持窦性心律以及预防血栓形成。控制心室率方面，常用β受体阻滞剂、钙通道阻滞剂等，通过抑制心脏传导系统，降低心室跳动频率。恢复和维持窦性心律时，可选用胺碘酮等抗心律失常药物，调节心脏电活动。抗凝药物如华法林、新型口服抗凝药，能有效抑制血液凝固，减少血栓风险。但药物的使用需依据患者具体病情、年龄、基础疾病等，由专业医生权衡利弊后精准指导。

✧ 心房颤动的手术治疗为患者带来了新希望。其中，导管消融术较为常用，它借助导管释放能量，破坏导致房颤的异常电活动区域，从而恢复心脏正常节律。还有外科迷宫手术，通过在心房表面制造特定路径，引导电流有序传导，以此纠正房颤。相较于药物治疗，手术治疗能更直接地针对病因，有可能实现根治。不过，手术并非适用于所有患者，并有一定的复发率，需医生综合评估患者心脏结构、房颤类型、身体整体状况等因素，再决定是否采用手术方案。

✧ 心房颤动与心房扑动症状相仿，治疗手段也较为类似，二者区别主要体现在：① 二者 P 波均消失，心房颤动时心电图以无规律的 f 波替代，心房扑动则呈现出有规律的 F 波。② 心房颤动患者心室率绝对不规则，频率为 350～600 次 / 分，心房扑动患者心室率规则，频率为 250～300 次 / 分。

全科诊疗思路与过程

综合评估

1. 诊断及诊断依据

(1) 阵发性心房颤动（原因待查）：根据目前患者的症状、体征，结合患者心电图，24 小时动态心电图，阵发性心房颤动诊断明确，但未能明确病因。需进一步排查是否由冠心病、风心病、甲亢等引发的心房颤动。

(2) 原发性高血压（3 级，极高危）：患者既往最高血压曾达 180/100 mmHg，目前未服药，血压控制可，故诊断明确。

(3) 高甘油三酯血症：患者此次辅助检查甘油三酯高于正常值，因此诊断结果明确。

2. 危险因素：易感焦虑，易情绪波动。

3. 健康问题：甘油三酯偏高。

4. 并发症与其他临床情况：暂无。

5. 患者受高等教育，对疾病认知度高，治疗依从性良好，家庭关系和谐，但家庭可利用资源较少。

治疗方案

1. 建议患者再次进行射频消融，治愈的可能性相较于第一次会有所提高，复发后的半年即可考虑再次手术。

2. 预防性药物控制：可选用普罗帕酮、琥珀酸美托洛尔缓释片、地高辛及钙离子拮抗剂等药物。其中，胺碘酮在控制心房颤动方面效果显著，但需注意其副作用，如 Q-T 间期延长等。

3. 安装起搏器能够有效规避药物导致的减慢心律副作用，为未来心房颤动的药物治疗提供可靠保障。

随访

1. 患者于 2023 年 3 月 28 日在某三甲医院心内科复诊，停用美托洛尔片，改用地高辛（0.125 mg，每日 1 次）以控制心室率，同意继续观察病情，必要时考虑再次进行射频消融手术或安装起搏器。

2. 患者消除顾虑后，情绪趋于稳定，近期胸闷心悸症状较前有所改善。定期复查心电图及 24 小时动态心电图，持续跟踪随访。

家庭医生心得感悟

✧ 在全科诊疗中，心房颤动患者较为常见，且多数患者无明显症状，通常在体检中发现心电图异常而确诊。确诊心房颤动后，家庭医生需深入探究其病因和诱因，积极治疗原发病，并对患者的基本状况进行全面评估。对于具备条件的患者，应积极进行转诊；若不具备转诊条件，则需有效控制心室率，并积极开展抗凝治疗，以预防血栓栓塞等并发症。同时，应告知患者定期复查心电图及24小时动态心电图，并定期监测抗凝治疗的效果。在日常健康管理方面，需加强生活指导，严格控制心血管危险因素（如血压、血脂和血糖），指导患者戒烟限酒，保持均衡饮食，适度运动，控制体重，以维持健康的生活方式。

✧ 心房颤动的发病率逐年攀升，伴随着射频消融手术技术的日臻成熟，治疗手段亦日趋多样化。然而，针对老年患者，必须全面评估手术的风险与收益，精心选择最为适宜的治疗方案。

✧ 该患者对心房颤动的新型治疗手段——射频消融手术存有顾虑，尤其在首次射频消融手术后，仍出现心房颤动及心房扑动发作，对反复进行射频消融治疗在心理上难以接受。经过家庭医生及俞卓伟教授的细致心理疏导，并详细告知射频消融的相关知识，深入分析其优劣势，明确指出射频消融相对而言仍是一项成熟且安全的治疗手段，患者最终表示在必要时愿意再次接受这一治疗方案。针对性的心理疏导在家庭医生的诊治过程中显得尤为重要。

专家划重点

· 心房颤动，简称房颤，是最常见的心律失常之一，表现为规律有序的心房电活动丧失，代之以快速无序的颤动波，属于严重的心房电活动紊乱。心房的无序颤动导致其失去有效的收缩和舒张功能，进而使心房泵血功能恶化或丧失。此外，房室结对快速心房激动的递减传导，引发心室极不规律的反应。因此，心室律（率）紊乱、心功能受损以及心房附壁血栓形成，成为心房颤动患者的主要病理生理特征。

· 2024 年，发表在 *Nature* 上的一项针对亚太地区的研究指出，2023 年该地区约有 8 000 万心房颤动患者，且未来患病人数可能持续增加。这项研究由亚太心律学会（APHRS）主导，研究表明心房颤动的中位患病率为 16.1/1 000 人。患病率最高的 5 个国家 / 地区依次为蒙古（54.0/1 000 人）、孟加拉国（41.0/1 000 人）、泰国（28.0/1 000 人）、新加坡（25.7/1 000 人）和中国（23.0/1 000 人）[1]。

· 心房颤动症状的严重程度取决于心率的快慢。当心率超过 150 次 / 分时，患者可能会出现心绞痛和充血性心力衰竭。若心率不快，患者则可能无明显症状。心房颤动状态下，心房的有效收缩功能丧失，导致心排血量较窦性心律时减少 25% 甚至更多[2]

· 心房颤动治疗强调长期综合管理，即在治疗原发疾病和诱发因素的基础上，积极预防血栓栓塞，转复并维持窦性心律，同时控制心率，这构成了心房颤动治疗的基本策略[3]。

参考文献

[1] 国家心血管病中心，中国心血管健康与疾病报告编写组 . 中国心血管健康与疾病报告 2023 概要［J］. 中国循环杂志，2024，39（7）：25 -6.

[2] 葛均波，王辰，王建安 . 内科学（第 10 版）［M］. 北京：人民卫生出版社，2024.

[3] 杜雪平，贾建国，卢祖洵 . 全科医学［M］. 北京：人民卫生出版社，2021.

病例 10

失忆后为何会闷闷不乐

洞察认知功能的退行性变化

家庭医生 · **黄子均　杨凯**

病例概述

病史摘要

1. 现病史：患者，男性，6 岁。近 5 个月来，患者无明显诱因逐渐出现遗忘重要事件，家属及邻居均可证实其记忆力减退，但总体认知状态尚属正常，日常生活能力亦无明显受限。然而，近 1 个月来，患者情绪逐渐低落，不愿与人交流，频发叹气，常因“忘记事情”和“事情处理不当”而自责，并频繁感到“自身无价值”，甚至认为自己是“家庭的负担”。发病期间，患者未出现头痛、头晕及晕厥症状，无肢体抽搐和痉挛发作，言语和行动速度无明显减慢，情绪未见明显激动或易激惹，亦无肢体麻木及感觉异常。自发病以来，患者精神状态欠佳，食欲有所下降，但体重未见明显消瘦，睡眠状况尚可，二便正常。

2. 既往史：患者有 5 年高血压病史，最高血压曾达 182/97 mmHg。自述平时规律口服替米沙坦（80 mg，每日 1 次），血压稳定维持在 130/80 mmHg 左右。此外，患者有 2 年高脂血症病史，并规律服用他汀类药物进行调脂治疗。既往无糖尿病、冠心病及慢性支气管炎等疾病史。否认脑梗死、脑出血等脑血管病史，否认肝炎、结核等传染病史，亦无免疫相关疾病史。无外伤、手术、输血及过敏史。

3. 个人史：患者出生于本地并长期在此居住，曾作为社区工作者直至退休。未曾有长期外地居住或疫区疫源接触的经历。未曾接触有害物质。偶尔少量饮酒，但无酗酒史，亦无吸烟史。无冶游史。

4. 婚育史：患者在适龄结婚并生育，配偶健在，育有一子二女，皆身体健康。

5. 家族史：患者父母已故，有一位兄长健在。无家族遗传病史。

体格检查

体温 36.2℃，脉搏 74 次 / 分，呼吸 16 次 / 分，血压 128/76 mmHg，身高 172 cm，体重 73 kg，体重指数 24.7 kg/m^2。神志清楚，言语明晰，查体合作，自主体位，无急慢性病容。皮肤无黄染及色素沉着。全身浅表淋巴结未触及肿大。头颅大小及形态正常，无畸形，未触及明显包块或凹陷。双侧瞳孔等大等圆，直径 3 mm，直接及间接对光反射存在。颈部柔软无抵抗，未见颈动脉异常搏动或怒张。双肺呼吸音清晰，未闻及干湿啰音。心前区无异常隆起或凹陷，心率 74 次 / 分，心律整齐，各瓣膜区未闻及明显额外心音及杂音。腹部柔软，无压痛及反跳痛，肝脾肋下未触及，移动性浊音(－)，肠鸣音 5 次 / 分，未闻及腹部血管杂音。脊柱外形及活动度正常，无压痛及叩击痛。四肢外形及活动度正常，肌力及肌张力正常，双下肢无水肿。肛门及外生殖器未查。

专科查体

神志清晰，步态稳健。接触交谈时略显被动，但能回应提问，对答较为切题。情绪低落，自我评价偏低，对既往喜好事物兴趣明显减退。情感反应尚属正常，内心体验与外在表现较为协调，未出现错觉、幻觉等现象。语音低沉，语速略慢，反应力及注意力有所减退，判断力及定向力保持正常，计算力略有下降，近期记忆力减退，远期记忆尚可。双侧眼球活动自如，面部痛觉对称，两侧额纹、鼻唇沟对称，皱眉、闭目动作对称有力，露齿、伸舌亦对称。双侧肢体浅感觉对称且正常，生理反射存在，病理征未引出。

辅助检查

详见表 10-1。

表 10-1 · **患者辅助检查及量表评估结果**

时　间	检查项目	检查结果
2023 年 11 月	肝肾功能、凝血功能	未见异常
	血脂常规	总胆固醇 4.8 mmol/L 甘油三酯 1.6 m mol/L 低密度脂蛋白 2.6m mol/L 高密度脂蛋白 1.01 mmol/L
	颈动脉超声	左侧颈动脉内膜增厚 双侧未见明显狭窄及斑块
2023 年 12 月	简易精神状态检查量表（MMSE）评分	25 分（计算力扣 3 分，延迟记忆扣 2 分）
	蒙特利尔认知评估量表（MoCA）评分	23 分（注意力扣 3 分，抽象扣 1 分，延迟记忆扣 3 分）

续 表

时 间	检 查 项 目	检 查 结 果
2023 年 12 月	症状自评量表（SCL90）抑郁评分	18 分（可能抑郁）
	汉密尔顿抑郁量表（HAMD）评分	18 分（可能抑郁）
	改良 Barthel 指数	98 分（基本不受限）

病例讨论与分析

家庭医生讨论

家庭医生吴娓娓 · 患者为老年男性，出现记忆力减退已达 5 个月，并伴有间断性情绪低落 1 个月，发病无明显诱因。体格检查结果显示无明显异常，神经系统检查亦未发现阳性病理征象。已排除颅脑外伤及重要脑血管事件所致的记忆力减退和情绪改变，但仍需警惕腔隙性梗死等隐匿性颅脑微小血管病变的可能性，建议进一步行颅脑磁共振检查以明确病因。

家庭医生郑亦青 · 该患者的记忆力减退症状出现在间断性情绪低落之前，且情绪低落的主要诱因均集中在“遗忘事项”和“事务处理不当”等方面，二者之间存在显著的相关性。据此，可初步推断患者的情绪低落可能源于其自身的记忆力减退问题。然而，仍需进一步与患者及其家属进行深入且合理的沟通交流，以排查是否存在其他潜在的情感或心理因素，从而为后续的心理疏导工作提供明确的方向。

家庭医生朱国兰 · 根据患者的症状、体征及量表评估结果，明确患者目前存在一定程度的记忆力减退，并处于轻度抑郁状态。追溯病史发展，抑郁状态与记忆力减退之间呈现显著关联。鉴于患者既往患有高血压和高脂血症病史，需进一步探究当前记忆力减退症状是否由基础疾病引发的颅脑器质性病变所致。同意进行颅脑血管造影和磁共振检查，必要时可考虑实施脑血管减影血管造影检查。

家庭医生陈宇 · 依据现有的病史资料，该患者尚未满足痴呆的诊断标准，认同目前轻度认知功能下降的判定。经量表评估显示，该患者间断出现的情绪低落已达到轻度抑郁状态，且与其记忆力减退存在显著相关性。然而，认知功能下降仅为临床症状诊断，仍需进一步探究其具体病因。阿尔茨海默病作为常见的老年期痴呆类型，在进展至痴呆阶段前，通常经历无症状临床前期和轻度认知功能下降两个阶段。建议在完成磁共振检查的基础上，进一步进行脑脊液 Aβ42、t-Tau/p-Tau 等相关指标的检测。

精神卫生科医生分析

精神卫生科医生李欣馨 · 轻度认知功能下降可分为遗忘型与非遗忘型两种类型。遗忘型轻度认知功能下降的主要表现是显著的记忆功能损伤；而非遗忘型轻度认知功能下降则主要表现为其他认知功能的损伤，如注意力、语言、视觉空间功能或执行功能的损害。值得注意的是，遗忘型轻度认知功能下降有可能发展为阿尔兹海默症，而非遗忘型轻度认知功能下降则可能进展为其他类型的痴呆，例如血管性痴呆、颞额叶痴呆等。该患者的主要症状为记忆力减退，同时伴有不同程度的注意力和计算力减退。因此，需进一步密切监测病情变化，并及时进行脑部磁共振和脑脊液等相关检查，以明确认知功能下降的病因和分型，这对于判断病程的可能发展与转归具有重要意义。

中心主任杨道良分析

✧ 遗忘型轻度认知功能下降的诊断标准主要包括：① 主诉主要为记忆障碍；② 有记忆力减退的客观证据；③ 一般认知功能正常；④ 日常生活能力保留；⑤ 没有足够的认知障碍诊断为痴呆。根据该患者的目前病史资料、客观检查资料及量表评估，遗忘型轻度认知障碍的可能性较大，但仍需要定期评估该患者认知功能的变化，明确其认知功能下降的类型。大约 80% 的轻度认知功能下降的患者可伴有不同程度的精神症状，包括抑郁、淡漠、焦虑、易激惹等，而最普遍的心理症状是抑郁。这些精神症状可促使患者的病程向痴呆转化，且与精神症状的数目和程度呈正相关，需要及时予以积极干预，这对延缓病情向痴呆转化，改善患者的生活质量和社会功能具有重要意义。

俞卓伟教授分析

✧ 诊断分析：该患者为老年男性，5 个月前无明显诱因出现可被证实的记忆力减退，近 1 个月逐渐出现情绪低落。根据目前的病史及客观检查资料，该患者“轻度认知功能下降”和“抑郁状态”的初步诊断可以成立，但认知功能下降只是对患者目前临床症状的诊断，仍需要进一步明确病因，为下一步的针对性治疗提供重要依据。根据既往病史资料，该患者“高血压”和“高脂血症”诊断明确，目前治疗有效，血压血脂控制平稳，可继续目前治疗方案，规律监测血压，定期复查血脂、肝肾功能等相关指标。

✧ 病因分析：在老年人群中，不同程度的认知功能障碍较为常见，其主要原因涵盖神经系统退行性疾病、心脑血管疾病、营养代谢障碍、感染、外伤、肿瘤及药物滥用等。常见的认知障碍主要分为轻度认知功能下降和痴呆两大类。轻度认知功能下降是介于正常认知与痴呆之间的一种过渡状态，超过半数的轻度认知功能下降患者会在5年内发展为痴呆。根据病因，痴呆可分为阿尔兹海默病、血管性痴呆、额颞叶痴呆、路易体痴呆及其他类型痴呆，其中阿尔兹海默病最为普遍。针对该病例，现有资料尚不足以明确判定导致患者认知功能下降的具体病因，需进一步定期监测患者的认知功能评估、精神行为症状及日常社会功能的变化；同时，完善头颅磁共振检查，脑脊液常规、生化、细胞学、Tau蛋白、Aβ42检测，以及常规体液检查，包括电解质、血糖、肝肾功能、甲状腺功能、B族维生素、叶酸等。患者情绪低落与记忆力减退之间存在显著关联，但仍需通过与患者本人及家属的深入交流，评估是否存在其他可能导致抑郁状态的潜在情感心理因素。

✧ 处置分析：针对该患者，目前阶段首先需重视患者及其家庭的教育，帮助他们正确认识疾病，并关注老人心理健康，这对疾病管理具有显著的积极作用。在治疗方面，可先通过运动锻炼和认知训练进行初步干预，待病因明确后再行针对性治疗。运动锻炼已被证实能有效改善认知状态，对于轻度认知障碍患者，每周两次、为期6个月的运动训练，不仅能维持身体健康，还可能改善其认知状况。针对患者当前的认知水平，积极进行记忆力、注意力和计算力的专项训练，有望延缓并改善病情进展。对于患者的抑郁状态，建议先行积极心理疏导，必要时辅以药物治疗。

全科诊疗思路与过程

综合评估

1. 诊断及诊断依据

(1) 轻度认知功能下降：患者近 5 个月来逐渐出现遗忘重要事件，家属及邻居均可证实其记忆力减退。近 1 个月来，患者情绪低落，常因“忘记事情”和“事情处理不当”而自责，并频繁感到“自身无价值”。专科查体提示患者近期记忆力减退，远期记忆尚可，计算力略有下降，反应力及注意力有所减退，判断力及定向力保持正常。简易精神状态检查表（MMSE）评分为 25 分（计算力扣 3 分，延迟记忆扣 2 分），蒙特利尔认知评估量表（MoCA）评分为 23 分（注意力扣 3 分，抽象扣 1 分，延迟记忆扣 3 分）。根据患者的病史、体格检查及量表评估结果，符合轻度认知功能下降的诊断标准。遗忘型轻度认知功能下降的可能性较大，主要表现为记忆力减退，且尚未影响日常生活能力。

(2) 抑郁状态：患者近 1 个月来情绪逐渐低落，不愿与人交流，频发叹气，常因“忘记事情”和“事情处理不当”而自责，并频繁感到“自身无价值”，甚至认为自己是“家庭的负担”。症状自评量表（SCL90）评分为 18 分（可能抑郁），汉密尔顿抑郁量表（HAMD）评分为 18 分（可能抑郁）。患者的情绪低落与记忆力减退之间存在显著关联，量表评估结果显示患者处于轻度抑郁状态。抑郁状态可能是由于患者对自身认知功能下降的担忧和自责所引发。

(3) 原发性高血压（3 级，很高危）：患者有 5 年高血压病史，最高血压曾达 182/97 mmHg。目前规律口服替米沙坦（80 mg，每日 1 次），血压稳定维持在 130/80 mmHg 左右。患者有明确的高血压病史，且血压曾达到 3 级高血压水平（收缩压≥ 180 mmHg 或舒张压≥ 110 mmHg），结合有血脂异常等危险因素，属于很高危组。目前通过药物治疗，血压控制稳定。

(4) 高脂血症：患者有 2 年高脂血症病史，并规律服用他汀类药物进行调脂治疗。辅助检查提示血脂常规检查结果显示总胆固醇 4.8 mmol/L，甘油三酯 1.6 m mol/L，低密度脂蛋白 2.6m mol/L，高密度脂蛋白 1.01 mmol/L。患者有明确的高脂血症病史，且通过他汀类药物进行治疗，血脂水平控制尚可，但仍需定期监测血脂水平。

2. 危险因素：患者表现出反应力及注意力明显下降，近期记忆力显著减退，并伴有抑郁情绪。

3. 健康问题：患者持续出现情绪低落，精神状况不良，食欲明显减退。伴有高血压病史长达 5 年，以及高脂血症病史 2 年。

4. 并发症与其他临床情况：暂无。

5. 患者受教育程度较高，依从性良好，家庭关系和谐，家庭可利用资源及社会支持尚可。

治疗方案

1. 进一步优化认知功能减退相关病因的检查流程，完善颅脑磁共振检查，以及脑脊液中的Aβ42、t-Tau/p-Tau检测。同时，进行全面体检，包括电解质、血糖、肝肾功能、甲状腺功能、B族维生素和叶酸等项目的检测，以明确病因并确立诊断。

2. 强化对患者的健康教育，涵盖其本人及家属，重点普及认知功能减退相关疾病的知识。

3. 积极引导并指导患者参与运动锻炼，针对性地进行记忆力、注意力和计算力的专项训练。

4. 加强对患者抑郁情绪的心理疏导和行为指导，若情况严重，及时转诊至专科医院接受治疗。

随访

1. 首次随访（1个月后）

(1) 认知功能评估：持续采用MMSE及MoCA进行测评。患者MMSE得分24分（较前次下降1分，主要失分项为延迟记忆与计算力），MoCA得分22分（较前次下降1分，注意力失分增多）。

(2) 情绪状态评估：通过HAMD进行评估，患者得分17分（较前次下降1分，情绪状况略有好转）。

(3) 血压及血脂监测：血压稳定在130/80 mmHg左右，血脂水平保持稳定（总胆固醇4.7 mmol/L，低密度脂蛋白2.5 mmol/L）。

(4) 干预措施：继续服用替米沙坦和他汀类药物，建议患者增加有氧运动（如每周3次，每次30分钟的步行），并进行记忆力训练（如记忆卡片游戏）。

2. 第二次随访（3 个月后）

(1) 认知功能评估：MMSE 评分为 23 分（较前次下降 1 分，延迟记忆和计算能力持续减退），MoCA 评分为 21 分（较前次下降 1 分，注意力扣分有所增加）。

(2) 情绪状态评估：HAMD 评分为 16 分（情绪略有改善，但依旧处于轻度抑郁状态）。

(3) 血压及血脂监测保持稳定。

(4) 干预措施：维持药物治疗，增强认知训练力度（如每周进行 2 次记忆力训练和 1 次注意力训练），建议患者积极参与社区老年活动，以增加社交互动。

3. 第三次随访（6 个月后）

(1) 认知功能评估：MMSE 评分为 22 分（较前次降低 1 分，延迟记忆和计算能力持续下降），MoCA 评分为 20 分（较前次减少 1 分，注意力扣分增多）。

(2) 情绪状态评估：HAMD 评分为 15 分（情绪略有好转，但依然处于轻度抑郁状态）。

(3) 血压及血脂水平保持稳定。

(4) 干预措施：维持现有药物治疗，建议患者积极参与社交活动，增加心理疏导频次（如每月 1 次心理咨询），并考虑加用抗抑郁药物（如选择性 5-羟色胺再摄取抑制剂 SSRI）。

4. 随访结果总结

(1) 认知功能：在随访期间，患者的认知功能呈现逐渐衰退的趋势，具体表现为延迟记忆和计算能力的显著减退。MMSE 和

MoCA 评分均出现下降，这一变化提示患者的轻度认知功能障碍正逐步加剧。

(2) 情绪状态：患者的抑郁情绪在随访期间有所缓解，但依旧维持在轻度抑郁状态。HAMD 评分从 18 分降至 15 分，显示出心理疏导和社交活动的干预措施对其情绪状况产生了积极的改善效果。

(3) 血压及血脂控制：在随访期间，患者的血压和血脂水平均保持稳定，这充分证明了当前药物治疗方案的有效性。血压稳定在 130/80 mmHg 左右，血脂水平亦维持在理想范围内。

(4) 干预效果：运动锻炼与认知训练对患者的认知功能和情绪状态均显示出积极影响，然而，认知功能的衰退趋势尚未得到彻底遏制。心理疏导及社交活动在缓解患者抑郁情绪方面具有一定成效，但或许仍需加强干预手段，例如增加抗抑郁药物的治疗力度。

家庭医生心得感悟

✧ 认知功能障碍是社区老年群体中最为常见的病症之一。在社区卫生服务中心就诊的老年人中，大多数都伴有不同程度的记忆力减退和（或）其他类型的认知功能下降。家庭医生对此需保持高度敏感性，并注重积累诊治经验。在日常接诊过程中，家庭医生应多一分耐心，详细询问患者本人及其家属关于认知功能下降的发生、发展过程，细致追溯患者的既往病史，收集可靠的客观检查资料，评估可能导致认知下降的致病因素。此外，家庭医生还应充分发挥社区随访和家庭访视等优势，在随访中及时发现认知变化的患者，重点记录其认知变化的发展进程，以便早期识别可能患有认知功能障碍的患者。必要时，应及时转诊至上级医院或专科医院进行相关检查，进一步明确病因，确保患者尽早获得明确诊断，并接受针对性的功能锻炼和治疗干预。

✧ 对于认知功能下降的患者，家庭医生需密切留意其情绪波动和心态变化，并强化对患者及其家属的疾病教育和健康指导。此举旨在帮助患者及其家属正确理解认知障碍的演变过程，引导患者积极面对疾病，同时协助家属构建有力的家庭支持体系。针对表现出明显抑郁、焦虑或易激惹症状的患者，家庭医生应积极引导其及家属转诊至精神卫生中心等专科医院接受专业心理疏导，并在必要时配合药物治疗。

专家划重点

· 轻度认知功能下降是指记忆力或其他认知功能逐渐衰退，但尚未影响日常生活能力，且不符合痴呆的诊断标准[1]。

· 轻度认知功能下降与痴呆概念相近，它是一种症状性诊断，由多种原因引发的综合征。轻度认知功能下降的诊断应遵循以下流程：① 依据患者的认知功能和生活能力（最好有神经心理学证实），按照轻度认知功能下降的诊断标准，判断是否属于轻度认知功能下降。② 若诊断为轻度认知功能下降，需结合认知评估结果，根据受损的认知域对患者进行初步分类，如单域遗忘型、单域非遗忘型、多域遗忘型及多域非遗忘型轻度认知功能下降等，以揭示患者的认知损害特征。若当前尚不符合轻度认知功能下降的诊断标准，建议进行随访，在6个月后或认知功能出现显著变化时再次进行认知功能检查。③ 结合轻度认知功能下降的起病和发展情况、认知损害特征，以及是否存在神经系统原发疾病、精神疾病（或应激事件）或系统性疾病的病史和体征，并辅以必要的辅助检查，做出轻度认知功能下降的病因学诊断。④ 对于已诊断为轻度认知功能下降的患者，建议至少随访1年，以进一步明确诊断[2]。

参考文献

[1] Petersen R C. Clinical practice. Mild cognitive impairment[J]. N Engl J Med, 2011, 364(23): 2227-2234.

[2] 中国痴呆与认知障碍诊治指南写作组，中国医师协会神经内科医师分会认知障碍疾病专业委员会. 2018中国痴呆与认知障碍诊治指南（五）：轻度认知障碍的诊断与治疗[J]. 中华医学杂志，2018，98（17）：1294-1301.

病例 11

从皮疹到神经痛的双重挑战

色素性紫癜性皮肤病与周围神经病的复杂交织

家庭医生·**杨凯**

病例概述

病史摘要

1. 现病史：患者，男性，72 岁。自 2020 年起，患者无明显诱因反复出现下肢皮肤丘疹、鳞屑、静脉曲张及破溃，尤其每年 6 至 10 月皮肤破溃频发，皮损愈合困难，遗留色素沉着。伴随症状包括双下肢疼痛、麻木、水肿，脚趾刺痛，口干、眼干，肌肉酸痛。患者无发热、胸闷、心悸、心前区疼痛、头晕、头痛、黑蒙及意识障碍。2022 年 8 月，患者至某三甲医院就诊，检查抗链球菌溶血素 O、类风湿因子抗体、抗核抗体、抗中性粒细胞胞浆抗体等风湿免疫抗体均呈阴性。肌电图显示多发性周围神经病变，双下肢感觉神经轴索轻度受累，左侧腓肠神经完全损害。下肢血管超声检查提示下肢深静脉未见明显血栓，左下肢动脉内中膜零星小斑点，血流通畅；右下肢动脉血流通畅，未见异常。初步诊断为“色素性紫癜性皮疹”和“下肢静脉曲张”，予以新曲樟乳膏、外用应急软膏、尿素维 E 乳膏等抗炎镇痛治疗，以及螺内酯利尿、迈之灵消肿等对症处理。2022 年 10 月，患者至另一三甲医院专科就诊，考虑诊断为“周围神经病”，给予口服普瑞巴林镇痛、甲钴胺营养神经治疗。经对症治疗后，患者仍存在下肢麻木和色素沉着，为求进一步治疗来我院。发病以来，患者精神尚可，食欲正常，睡眠质量可，大小便如常，体重无明显减轻。

2. 既往史：患者有冠心病病史 10 余年，10 年前出现劳力性心绞痛，主要表现为胸骨中段憋闷样胸闷不适，休息或自服麝香保心丸可缓解。5 年前，患者胸闷发作次数增加、持续时间延长，症状呈进行性加重。心电图检查显示Ⅱ、Ⅲ、aVF 导联 ST 段抬高，T 波倒置，经冠状动脉造影 +PCI 术确诊为左前降支血管闭塞，并置入支架 1 枚。目前，患者口服硫酸氢氯吡格雷抗血小板及普伐他汀调脂稳斑治疗。此外，患者有空腹血糖调节受损史 1 年余，前列腺癌史 5 年余，左下肺结节史 3 年余，肺结节直径约 8 mm。曾口服贝前列素钠，现已停药。患者否认高血压等其他慢性病史；否认肝炎、结核等传染病史；否认手术史、输血史；否认食物及药物过敏史；否认特殊药物应用史，预防接种史不详。

3. 个人史：患者成长于上海，无烟酒史。

体格检查

体温 36.4℃，脉搏 78 次 / 分，呼吸 18 次 / 分，血压 130/80 mmHg，体重指数 24.3 kg/m^2。发育正常，营养状况中等，体形匀称，查体合作。巩膜无黄染，浅表淋巴结未触及肿大，颜面部无水肿。双肺呼吸音粗糙，未闻及干湿啰音，叩诊心界不大，心率 78 次 / 分，心律不齐，未闻及杂音。腹部柔软，无压痛、反跳痛，无肌紧张，肝脾肋下

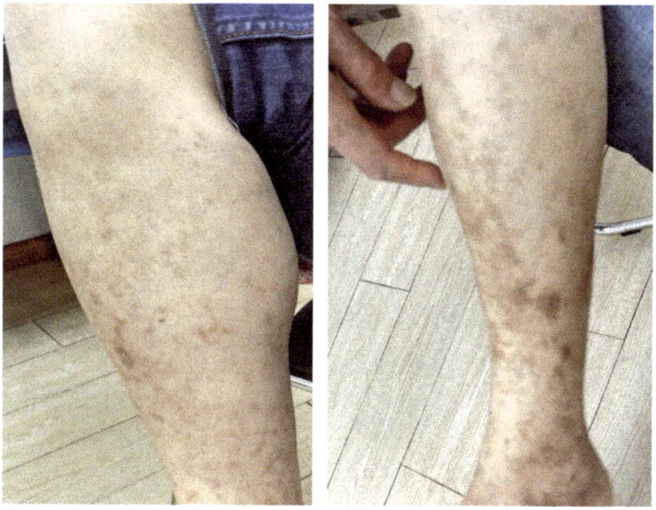

图 11-1 · 患者下肢皮肤（2023 年）

未触及。双下肢皮肤可见暗褐色斑片状色素沉着（图 11-1），无水肿。双下肢痛觉、触压觉、温度觉等浅感觉减退，深感觉正常。四肢肌力、肌张力正常，生理反射存在，病理反射未引出。

辅助检查

患者于 2022 年 8 月在外院做了相关辅助检查，结果详见表 11-1。

表 11-1 · 患者辅助检查及结果

时　间	检查项目	检　查　结　果
2022 年 8 月（外院）	生化免疫相关抗体	抗链球菌溶血素 O（－） 类风湿因子抗体（－） 抗核抗体（－） 抗中性粒细胞胞浆抗体（－） 其他风湿免疫抗体均为阴性

续　表

时　间	检查项目	检　查　结　果
2022 年 8 月（外院）	肌电图	多发性周围神经病变 双下肢感觉神经轴索轻度累及 左侧腓肠神经完全损害
	下肢血管超声（图 11-2）	下肢深静脉未见明显血栓 左下肢动脉内中膜零星小斑点、血流通畅 右下肢动脉血流通畅、未见异常

超声诊断报告单

检查部位：[下肢-双侧-动静脉]四肢血管彩色多普勒超声

本报告仅供本院医师参考之用，需要检查医生手写签名审核后生效

超声描述：

双侧股动脉、腘动脉、胫前动脉、胫后动脉及足背动脉内中膜表面欠光滑，左下肢动脉其上见零星分布点状强回声，管腔无狭窄，腔内透声好。CDFI：动脉内血流充盈佳，速度一时间曲线为三相波，各段动脉峰值流速皆正常。
双下肢伴行深静脉血液回流未见明显异常。
双侧小腿肌间静脉及浅静脉未见增粗。

超声提示：

左下肢动脉内中膜零星小斑点，血流通畅。
右下肢动脉血流通畅，未见明显异常。
双下肢深静脉未见明显血栓。

图 11-2 · 患者下肢血管超声报告

病例讨论与分析

家庭医生讨论

家庭医生陶文勤 · 该患者的下肢皮疹、麻木、疼痛可能由接触性皮炎或过敏性紫癜引发的皮肤血管损害所致。建议观察日常生活中是否在接触特定物质后出现皮肤损害，以便识别过敏原。目前患者的诊断尚不明确，需进一步通过皮肤活检病理检查来确定下肢麻木、皮疹及色素沉着的原因。针对现有症状，建议患者采取保持下肢保暖、减少皮肤刺激的生活方式，并继续进行药物对症治疗，以降低症状发作频率和减轻皮肤损害的严重程度。

家庭医生吴娓娓 · 患者目前反复出现下肢皮疹、色素沉着，以及下肢麻木和疼痛等症状。鉴于自身免疫抗体均为阴性，已排除血管炎的可能性。然而，仍不能排除下肢静脉曲张导致上述症状的潜在风险，建议前往血管外科进行进一步诊断和治疗。

家庭医生杨凯 · 皮疹是指与正常皮肤不同的皮肤病变，涵盖多种表现形式，可分为原发性皮疹和继发性皮疹，常见类型包括斑疹、丘疹、水疱、风团、溃疡等。紫癜则是红细胞从血管内向皮肤、结缔组织或黏膜渗出，施加压力后颜色不变，因其并非血管扩张所致，紫癜颜色可为紫红色或棕红色。该患者下肢皮肤病变在急性期表现为鲜红色皮疹和溃疡，伴随皮肤麻木及疼痛，经对症处理后，需进一步至皮肤科就诊，通过皮肤病理活检明确当前皮肤病变的具体类型。患者双下肢疼痛和麻木，结合肌电图检查结果，提示存在多发性周围神经病变，双下肢感觉神经轴索轻度受累，左侧腓肠神经完全损害，故考虑诊断为周围神经病变。鉴于患者有空腹血糖调节受损病史，建议加强血糖控制，以预防糖尿病的发生。

俞卓伟教授分析

✧ 经过团队深入讨论，综合患者目前的症状、体征及辅助检查结果，“色素性紫癜性皮疹”及“下肢周围神经病”的诊断可能性较大。鉴别诊断方面：血管炎目前缺乏明确依据。POMES 综合征及浆细胞增生，皮温升高后血管扩张导致皮损加重的情形，与当前症状表现不符，故不予考虑。

✧ 色素性紫癜性皮疹的诱发因素较为复杂，包括静脉高压、运动、重力作用、毛细血管脆性增加、局部感染、化学物质摄入、接触燃料、衣物过敏以及摄入酒精等。色素性紫癜性皮肤病涵盖瘙痒性紫癜和湿疹样紫癜两种亚型，可发生于各年龄段，尤以青壮年男性为多发群体，极少数患者呈家族性发病。皮损主要分布于下肢，特别是胫前区，也可波及上肢和躯干。初期表现为针尖大小的棕红色斑点，类似胡椒籽，随后融合成边缘锯齿状、中央为陈旧皮损的棕黄或橙黄色斑片，边缘可继续出现鲜红色新疹，中央部分可能萎缩。患者通常无明显自觉症状，或仅有轻度瘙痒。皮疹呈慢性持久性，具有缓慢向远端扩展的趋势，可能在持续数年后自行缓解，并可能伴随其他色素性紫癜性皮肤病的临床表现。

✧ 周围神经病是由周围神经受损引起的神经病理性疼痛的常见疾病及综合征。其常见病因包括缺血、代谢紊乱（如痛性糖尿病周围神经病变），以及由感染引发的炎症（如带状疱疹后神经痛）。此外，创伤后周围神经病变、药物引起的周围神经痛，以及癌痛、三叉神经痛、舌咽神经痛等也是重要病因。周围神经损伤可导致神经系统离子通道（如钠、钙和钾离子通道）发生改变，进而引起神经信号传导异常，出现疼痛、麻木等症状。一旦周围神经发生损伤病变，引发的神经病理性疼痛病程长，临床表现复杂，包括感觉受损、运动障碍、自主神经功能紊乱，以及相应神经支配区域的疼痛等症状，这些症状可为自发性、持续性或阵发性。此外，患者还可能出现麻木、肌肉痉挛、僵硬、无力和萎缩等症状。查体时可见肌张力下降、肌肉萎缩，腱反射减弱或消失，以及感觉异常等。即使原有病因得到去除、损伤愈合或有效控制，疼痛仍可能持续，严重影响患者的生存质量，并伴随情感障碍。

全科诊疗思路与过程

综合评估

1. 诊断及诊断依据

(1) 色素性紫癜性皮疹（疑似）：基于患者当前的症状、体征，结合下肢血管超声和生化辅助检查结果，倾向于该诊断。为进一步确诊，建议患者完善皮肤病理活检。

(2) 下肢周围神经病变：依据患者当前症状、体征及肌电图检查结果，初步考虑该诊断。为进一步确诊，建议患者完善神经病理活检。

(3) 冠状动脉粥样硬化性心脏病、下壁心肌梗死、PCI 术后：

患者为老年男性，具备多项高危因素。10 年前，患者开始出现劳力性心绞痛，主要表现为胸骨中段憋闷样胸闷不适，休息或自服麝香保心丸后症状可缓解。然而，5 年前患者胸闷发作频率增加，持续时间延长，症状呈进行性加重。心电图检查显示Ⅱ、Ⅲ、aVF 导联 ST 段抬高，以及 T 波倒置。经冠脉造影及 PCI 术检查，明确诊断为左前降支血管闭塞，并成功置入支架一枚。因此，冠心病、下壁心肌梗死及 PCI 术后的诊断得以确立。

2. 危险因素：患者空腹血糖调节受损。

3. 健康问题：患者同时患有冠心病。

4. 并发症及其他临床情况：暂无。

5. 患者受教育程度较高，依从性良好，家庭关系和谐，家庭可利用资源及社会支持尚可。

治疗方案

1. 建议患者在病理活动期进一步进行皮肤病理活检，通过皮肤活组织检查观察毛细血管变化、红细胞外溢或含铁血黄素沉积，这些特征有助于明确诊断。

2. 患者下肢周围神经病变导致功能损伤，引发神经传导及感觉障碍。通过随访肌电图变化，进一步实施下肢周围神经病理活检以明确诊断。鉴于患者目前存在的危险因素——空腹血糖调节受损，需持续监测血糖变化，以排除糖尿病性周围神经病变的可能性。

3. 腰椎间盘突出压迫坐骨神经，可能引发下肢放射性疼痛，需进一步通过腰椎磁共振等影像学检查来明确病因；维生素缺乏同样可引起周围神经病变，需完善维生素水平检测；此外，遗传因素、病毒感染、毒物接触及肿瘤等也可能导致周围神经病变和皮炎，需进一步检测肿瘤标志物等相关指标，以指导临床诊疗。

4. 帮助患者治疗冠心病等慢性疾病，改善心功能，并确保下肢血管循环畅通无阻。

5. 针对患者下肢周围神经痛的对症治疗：采用普瑞巴林、加巴喷丁等钙离子通道调节剂进行镇痛；辅以甲钴胺营养周围神经。

6 针对患者变态反应所致的血管通透性增加，需采取减轻渗出、缓解毛细血管扩张等抗过敏治疗措施。阿奇霉素在促进血管内膜修复方面具有积极作用，尤其在皮肤病变较为严重时适用。此外，适当使用胸腺五肽等免疫增强剂，有助于调节免疫功能。

7. 嘱患者调整生活方式：避免物理、化学等因素对皮肤的刺激，如减少沐浴乳、肥皂及热水的使用；适当抬高下肢，避免过度劳累，注重休息。

8. 建议患者前往皮肤科专科进行就诊，并定期进行随访。

随访

1. 患者于 2023 年 6 月前往上海某专科医院进行左下肢皮肤活检，皮肤组织病理报告显示符合色素性紫癜性皮肤病（图 11－3）。目前，神经病理活检已预约，将继续定期随访。其他检查结果详见表 11－2。

2. 患者定期前往家庭医生门诊进行随访，空腹血糖为 5.1 mmol/L，餐后 2 小时血糖为 7.6m mol/L，糖化血红蛋白为 5.6% ，显示血糖控制状况良好。维生素定量检查结果显示，维生素 B_{12} 水平为 1 300 pg/mL（正常参考值为 200～1 000 pg/mL），超

皮肤组织病理报告书

样本接收日期：2023-06-09　　科别：皮肤外科

临床诊断：血管炎

检查所见：

（左下肢）：灶状角化不全，表皮不规则增生，基底液化变性，真皮浅层血管周围可见带状浸润的淋巴细胞及少量嗜酸性粒细胞，局部见红细胞外溢。

检查意见：

（左下肢）：可符合色素性紫癜性皮病。

图 11-3 · 患者下肢皮肤病理报告

表 11-2 · 患者复诊辅助检查及结果

时　间	检 查 项 目	检　查　结　果
2023 年 6 月	左下肢皮肤病理活检	提示符合色素性紫癜性皮肤病（图 11-4）
	糖代谢	空腹血糖 5.1 mmol/L 餐后 2 小时血糖 7.6 mmol/L 糖化血红蛋白 5.6%
	维生素 B_{12}	1 300 pg/mL
	神经元特异性烯醇化酶	18.9 ng/mL

出正常范围。因此，暂停口服甲钴胺 2 周，随后调整为口服甲钴胺（0.5 mg，每日 1 次），并定期监测维生素 B_{12} 的变化情况。肿瘤指标筛查中发现，神经元特异性烯醇化酶浓度为 18.9 ng/mL（正常参考值为 0～16.3 ng/mL）。复查胸部 CT 显示左下肺结节直径为 8 mm，与往年对比未见显著变化。目前，患者左下肢皮肤出现单

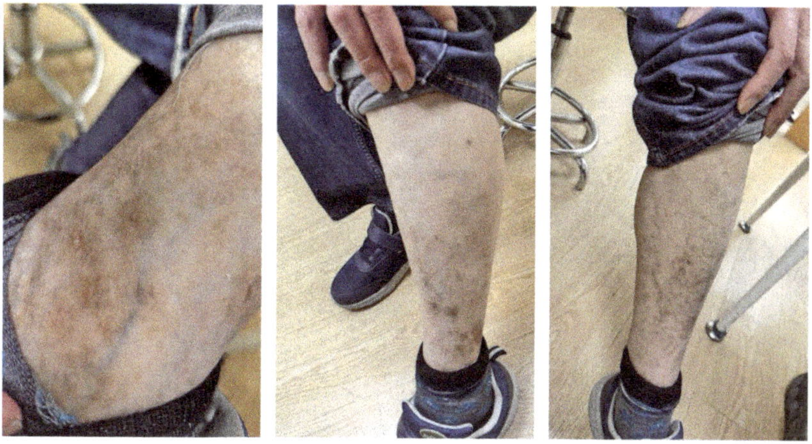

图 11-4 · 患者下肢皮肤（2025 年 2 月）

发溃疡，仍有疼痛感，病理活检部位皮肤呈鲜红色，其余皮疹呈现暗红色色素沉积，双下肢麻木感较之前有所减轻。

3. 家庭医生定期通过电话和门诊随访该患者的病情变化，强化健康宣教。在患者下肢皮疹活动期及疼痛加剧时，鼓励患者持续保持积极心态，积极治疗疾病，并用心享受丰富多彩的退休生活，感受生活的美好（图 11-4）。

家庭医生心得感悟

✧ 通过该病例的深入讨论及俞院长的悉心指导和带教，我深刻认识到，该患者的皮疹与下肢麻木、疼痛实为不同疾病所致，无法用单一理论解释。这不仅提升了我对色素性紫癜性皮疹和周围神经病的认知，还增强了我在社区皮肤疾病鉴别诊断及治疗方面的能力，为全科诊疗工作提供了宝贵的病例参考。

✧ 家庭医生定期随访，与患者充分交流，提供了切实有效的诊疗建议，有效降低了患者的就医成本，使我深刻体会到“有时去治愈、常常去帮助，总是去安慰”这一医学本质的深远意义。

专家划重点

· 色素性紫癜性皮肤病是一种病因尚不明确的毛细血管炎，其发病与重力、静脉压密切相关，也可能与某种感染或中毒性因素引发的变态反应性疾病以及局部血管变化有关，提示该病可能由Ⅳ型变态反应介导。此外，有学者认为其与毛细血管扩张性环状紫癜相关，可能是血管神经功能障碍的结果，抑或是由局灶性感染或中毒性因素引起的变态反应性疾病导致的局部血管改变[1]。

· 色素性紫癜性皮肤病的好发部位为胫前区。这类皮肤病在早期主要表现为皮肤表面出现众多如针尖般大小的红色瘀点，并呈现出向四周逐渐扩散的趋势。中心部位普遍呈现棕褐色，且持续产生新的红色瘀点[2]。

· 色素性紫癜性皮肤病的病理特征表现为含铁血黄素沉积和红细胞外渗，其病因目前尚未明确。在治疗方面，尚无完善的治疗方案，局部治疗多采用糖皮质激素，已取得一定的疗效[3]。

· 色素性紫癜性皮肤病目前尚无理想的治疗方法，相关领域仍在探索中。采用常规西药治疗，尽管疗效尚可，但日后复发风险较高。在中医领域，该病的具体归属尚待明确，目前有观点认为其起源于脾脏功能失调。脾虚导致血液外溢，进而引发气虚，使得血液循环不畅，最终形成瘀血凝滞，表现为此类皮肤病。因此，治疗的关键在于健脾益气、活血止血、通经活络[4]。

· 神经病理性疼痛是指因损伤或疾病影响躯体感觉神经系统而引发的疼痛。此类疼痛通常为慢性，表现为持续存在或反复发作，给患者带来极大的痛苦并导致功能障碍。多种累及外周或中枢神经系统的疾病，如神经退行性病变、自身免疫性疾病、代谢性疾病、血管性疾病、肿瘤、感染、中毒、创伤、遗传性疾病以及不明原因的神经病变等，均有可能诱发神经病理性疼痛。这一过程持续且病情可能反复，需长期治疗。治疗应在确保安全、有效、经济的前提下，遵循“关口前移、早期干预、预防敏化、防治慢痛”的原则，通常首选药物治疗，适时辅以微创介入治疗，并根据情况配合一般治疗、物理治疗、中医治疗及心理治疗等[5]。

参考文献

[1] 杨国亮 . 皮肤病学［M］. 上海：上海医科大学出版社，1991：64 –65.

[2] 杨清元 . 两种疗法治疗色素性紫癜性皮肤病的临床对比分析［J］. 中国社区医师（医学专业），2013（4）：24–25.

[3] 费秋惠 . 不同疗法治疗色素性紫癜性皮肤病的临床对比分析［J］. 吉林医学，2019，40（2）：355–357.

[4] 马世洪 . 探究中西医结合治疗色素性紫癜性皮肤病的效果［J］. 临床医药文献电子杂志，2019，6（A3）：6

[5] 中国神经病理性疼痛诊疗指南制订专家组，中国老年保健协会疼痛病学分会，程志祥，等 . 中国神经病理性疼痛诊疗指南（2024 版）［J］. 中华疼痛学杂志，2024，20（04）：484–508.

病例 12

下肢肿痛伴变色
警惕血管与骨关节疾病来袭

家庭医生 · **吴娓娓　杨凯　聂行宜**

病例概述

病史摘要

1. 现病史：患者，女性，75 岁。患者多年来双下肢感觉沉重、乏力，并伴有胀痛不适。13 年前因症状加剧接受手术治疗（具体术式不详，病史资料已遗失），术后伤口长期未能愈合，且此后间歇性出现下肢水肿。半年前，下肢水肿及乏力症状进一步加重，并伴有皮肤色素沉着。目前，患者每日口服迈之灵（26 m g，每日 2 次）+ 羟苯磺酸钙胶囊（0.5 g，每日 2 次），仅能借助拐杖勉强在室内行走。自发病以来，患者精神状况一般，食欲尚可，睡眠质量一般，大小便正常，体重未见明显减轻。

2. 既往史：患者有高血压病史长达 20 余年，血压最高曾达 180/90 mmHg。长期不规律服用酒石酸美托洛尔（25 mg，每日 2 次），血压监测结果显示控制在（110～130）/（70～80）mmHg 范围内。患者否认肝炎、结核等传染病史，亦无其他慢性病史。此外，患者无输血史，无药物及食物过敏史，未曾使用特殊药物，预防接种史不明确。

3. 婚育史：患者否认冶游史，已婚并育有一子。

4. 家族史：患者父母及其兄弟姐妹均患有静脉曲张。

5. 个人史：患者生长于上海，无烟酒史。自小学至高中期间，一直是校篮球队队员，直至此次发病前仍保持打篮球的爱好。然而，发病后因对疾病治愈缺乏信心，依从性较差，不愿积极配合治疗。

体格检查

体温 36.8℃，脉搏 80 次 / 分，呼吸 20 次 / 分，血压 126/80 mmHg，身高 155 cm，体重 75 kg，体重指数 31.2 kg/m^2。发育正常，营养状况良好，呈坐位，神志清晰，语言流畅，查体配合。右下肢皮肤可见大面积色素沉着及水肿，未见皮疹；膝盖下 5 cm 处可见约 3 cm 的陈旧性手术瘢痕。左下肢皮肤色泽正常，轻度水肿，伴有皮疹。巩膜无黄染，颜面部无水肿。双肺呼吸音粗糙，未闻及干湿性啰音。叩诊心界无扩大，心率 80 次 / 分，律齐，未闻及杂音。腹部平坦柔软，无压痛，未触及明显包块，肝脾肋下未触及，移动性浊音阴性，肠鸣音 4 次 / 分。四肢肌力 V 级，肌张力正常，生理反射存在，病理反射未引出。

辅助检查

详见表 12-1。

表 12-1 · 患者辅助检查及量表评估结果

时　间	检查项目	检　查　结　果
2019 年 5 月（外院）	左踝关节正侧位 左膝关节正侧位	左膝退变，骨质疏松 左踝退变，骨质疏松 外踝退变，骨质疏松 外踝结构欠清，踝周软组织肿胀
2019 年 7 月	下肢动静脉超声	双侧下肢动脉斑块形成 双侧下肢深静脉未见明显异常

病例讨论与分析

家庭医生讨论

家庭医生杨凯 · 患者为老年女性，具有家族静脉曲张病史。静脉曲张分为以下 6 级（C1～C6）。① 第一级（C1）：毛细血管扩张，皮肤表面可见红色蜘蛛网状的毛细血管。② 第二级（C2）：小腿出现蚯蚓状的青筋，轻微突出，呈网状或团状，数量显著增多。③ 第三级（C3）：除了静脉曲张，长时间行走后会出现肿胀和不适，休息后可缓解，行走后加重，或表现为晨轻暮重。④ 第四级（C4）：出现色素沉着、湿疹，皮肤干燥、瘙痒、角质增厚，多数患者会前往皮肤科就诊，但外用药物效果有限。⑤ 第五级（C5）：皮肤反复出现溃疡，但溃疡能够愈合。⑥ 第六级（C6）：皮肤出现不愈合的溃疡、溃烂，多见于内踝，皮肤角质硬化，足部及小腿皮肤变黑。手术指征：当患者出现下肢肿胀、疼痛或难以愈合的皮肤溃疡时，可考虑手术治疗。患者十几年前曾接受相关手术，但病史资料已遗失。针对目前情况，首先应完善相关检查，根据具体情况选择并穿戴不同性能的弹力袜。其次，需注意观察皮肤温度和感觉，警惕静脉血栓的发生，尽量避免长时间久坐或久站，以减轻血管压力。

家庭医生吴娓娓 · 患者为老年女性，目前存在下肢水肿症状。针对下肢水肿，需首要考虑患者的心脏功能、下肢静脉状况及内分泌系统三个方面。通过观察患者的日常生活表现及进行体格检查，初步可排除心功能不全的问题，但仍需进一步完善心电图和心脏超声检查以明确诊断。此外，患者下肢静脉情况多年未经重新评估，建议进行浅静脉瓣膜功能试验、肾静脉通畅试验、交通支瓣膜功能试验等检查。其他方面，还需完善血常规、血糖、血脂、肝肾功能、电解质、粪便常规、凝血功能、D-二聚体等血液学检查，以及静脉超声、静脉造影等器械检查。患者 4 年前辅助检查结果提示存在关节退变及骨质疏松，建议进一步检查以明确治疗方案。

家庭医生陶文勤 · 赞同上述两位医生的意见。患者目前所表现出的下肢沉重感及水肿引起的行动不便，很可能源于多年前进行的静脉曲张手术未能有效改善病情，甚至可能因手术中剥除部分静脉而引发下肢静脉回流的问题。首要建议患者应尽快完善前述医生提及的各项检查，以便全面评估病情，进而确定最为合适的治疗方案。

家庭医生李莉 · 该患者主诉为“下肢沉重感、乏力、胀痛不适多年，加重伴色素沉着半年”。结合患者的既往史，除下肢静脉曲张术后导致的静脉回流问题外，患者还伴有骨质疏松及关节退行性病变。骨质疏松病因多样，可分为原发性和继发性，老年女性患者中发病率较高，且该病亦可引发骨痛。因此，建议继续完善骨质疏松相关检查，以明确病情，并针对病因进行治疗。在健康教育方面，减轻体重是缓解下肢负担的有效方法。若进食量减少后仍难以降低体重，可重点改善饮食结构，增加粗纤维蔬菜及高蛋白食物的摄入比例，减少碳水化合物摄入。改善身体状况后，仍需坚持适量运动，确保每日蛋白质及钙质的充足摄入，预防跌倒，并持续进行药物治疗。

俞卓伟教授分析

✧ 依据患者的病史及辅助检查结果，初步诊断为下肢静脉曲张。首先，针对患者右侧小腿的色素沉着进行分析（需完善糖尿病相关检查，以排除糖尿病引起的皮肤色素沉着），不能排除由静脉曲张引发的瘀积性皮炎。鉴于患者有静脉曲张的家族史，其静脉功能较常人较差。杨医生所分析的 6 级诊断非常准确。为进一步明确病情，需完善下肢静脉超声检查。由于下肢皮肤血液循环不良，导致皮肤愈合不良，反复出现破损和溃疡，目前亟须控制疾病进展及皮肤破溃情况。

✧ 下肢静脉曲张，其常见危险因素包括家族遗传、肥胖、长时间站立、重体力劳动及妊娠等。这些因素导致静脉瓣膜承受过度压力，逐渐松弛，无法紧密闭合，进而引发血液反方向回流，形成下肢静脉曲张。从患者病史分析，往往是多重高危因素共同作用的结果。针对静脉曲张患者，我们首选下肢静脉超声以评估病情，此外还需进行血常规、血糖、血脂、肝肾功能、电解质等生化检查，以及粪便常规、凝血功能、D-二聚体检查和静脉造影等辅助诊断。临床上强调早诊断、早治疗，常规治疗措施包括多休息，尽量避免高危因素的暴露。

✧ 在药物治疗方面，主要使用静脉活性药物，包括黄酮类化合物、七叶皂苷类及香豆素。黄酮类化合物的主要成分是地奥思明，而七叶皂苷类的代表药物为迈之灵，源自马栗提取物，具有降低毛细血管渗透性、增加静脉张力、促进静脉血液回流及减轻水肿的功效。香豆素则来源于草木樨植物提取物，其代表药物是草木樨流浸液片，通过降低毛细血管通透性、促进血液循环、增加血流量及促进淋巴回流，有效缓解水肿。其他药物还包括血管活性药物，如羟苯磺酸钙、己酮可可碱等。

✧ 在生活习惯方面，应提醒患者避免长时间久坐或久站，忌跷二郎腿，加强体育锻炼并注重饮食调理。必要时可酌情使用弹力袜，针对不同级别的静脉曲张，选择相应功能的弹力袜及辅助治疗方法。此外，注意保暖等措施，均可有效预防或减少下肢静脉曲张的发生。

✧ 患者有骨质疏松及关节退变病史，老年女性是骨质疏松的高发群体。患者的体重及其青少年时期作为篮球校队成员的经历，均为关节疾病的诱因。临床上，骨质疏松分为三类：原发性骨质疏松、继发性骨质疏松和特发性骨质疏松（青少年型）。首先，患者已排除特发性骨质疏松的可能性。原发性骨质疏松包括绝经后骨质疏松症和老年性骨质疏松症。绝经后骨质疏松通常发生在女性绝经后的 5～10 年内；而老年性骨质疏松症则多指 70 岁以后发生的骨质疏松。由于患者缺乏详细的病史资料，目前可以明确的是其在 70 岁以后出现骨质疏松。继发性骨质疏松则是由影响骨代谢的疾病、药物或其他明确病因引起的骨质疏松。骨折是骨质疏松的严重并发症，骨质疏松性骨折的常见部位包括椎体、前臂远端、髋部、肱骨近端和骨盆等，其中椎体骨折最为普遍。

✧ 骨质疏松性骨折的危害极为严重，已成为老年患者致残和致死的主要诱因之一。骨质疏松的治疗方法主要分为基础治疗和药物治疗两大类。基础治疗着重于生活方式的优化，具体涵盖以下几方面内容：① 强化营养、均衡饮食：建议摄入富含钙质、低盐及适量蛋白质的均衡饮食，推荐每日蛋白质摄入量为 0.8～1.0 g/kg，并每日饮用牛奶 300 mL 或等量的奶制品。② 确保充足日照：建议在上午 10 点至下午 3 点期间，尽可能多地让皮肤暴露于阳光下，持续 15～30 分钟。③ 保持规律运动：适合骨质疏松症患者的运动类型包括负重运动和抗阻运动，推荐定期进行肌肉力量训练，以降低跌倒和骨折的风险。④ 戒烟限酒，避免过量摄入咖啡和碳酸饮料。⑤ 尽量减少或避免使用影响骨代谢的药物。⑥ 补充充足的钙剂和维生素 D：50 岁以下成人建议每日钙摄入 800 mg、维生素 D 400 mg；50 岁以上人群，包括老年人和骨质疏松患者，建议每日钙摄入 1 000～1 200 mg、维生素 D 600 mg。

✧ 对于患者的膝关节炎，其成因多与年轻时过度使用关节有关，目前只能尽力改善症状，而无法彻底恢复。药物治疗仅为权宜之计，若想根治，唯一有效的方法是进行膝关节置换手术。在日常保养中，需特别注意避免过度运动，以防关节负荷过重；同时，要加强关节的保暖措施。若疼痛显著，可适当使用止痛药物以缓解不适。

全科诊疗思路与过程

综合评估

1. 诊断及诊断依据

(1) 下肢静脉曲张：患者多年来双下肢感觉沉重、乏力，并伴有胀痛不适。13 年前因症状加剧接受手术治疗，术后伤口长期未能愈合，且此后间歇性出现下肢水肿。半年前，下肢水肿及乏力症状进一步加重，并伴有皮肤色素沉着。患者有家族静脉曲张病史，父母及其兄弟姐妹均患有静脉曲张。体格检查可见右下肢皮肤可见大面积色素沉着及水肿，膝盖下 5 cm 处可见约 3 cm 的陈旧性手术瘢痕。

(2) 骨质疏松：患者为老年女性，体重指数 31.2 kg/m^2，属于肥胖，且青少年时期曾是校篮球队队员，长期运动可能对关节造成负担。左踝关节和左膝关节正侧位 X 线检查显示左膝退变、左膝骨质疏松，左踝退变、骨质疏松，外踝退变、骨质疏松。骨密度检测报告显示第一腰椎（L1）T 值为−3.0，第二腰椎（L2）T 值为−2.4，第三腰椎（L3）T 值为−2.3，第四腰椎（L4）T 值为−2.9，总计 T 值为−2.5，符合骨质疏松诊断标准。

(3) 关节退行性病变：患者青少年时期曾是校篮球队队员，长期运动可能对关节造成负担。患者下肢沉重感显著，伴随乏力及胀痛不适，且伴有关节疼痛及下肢无力症状。左踝关节和左膝关节正侧位 X 线检查显示左膝退变、骨质疏松，左踝退变、骨质疏松，外踝退变、骨质疏松，外踝结构欠清，踝周软组织肿胀。随访生化检查显示总蛋白 6.6g/ L ↓，红细胞沉降率 40 mm/h ↑，提示可能存在炎症反应。故诊断明确。

2. 危险因素：患者体型肥胖，长期缺乏运动，多年来患有骨质疏松症及下肢静脉曲张。

3. 健康问题：患者下肢沉重感显著，伴随乏力及胀痛不适。

4. 并发症与其他临床情况：患者同时伴有关节疼痛及下肢无力症状。

5. 患者受教育程度高，依从性佳，家庭关系和谐，家庭可利用资源及社会支持尚可。

治疗方案

1. 建议患者保持清淡饮食，合理控制体重，减少碳水化合物摄入量，增加高钙食品的摄入，坚持适量运动，日常生活中注重劳逸结合，避免过度负重，适度锻炼以增强体质。

2. 建议患者保持乐观积极的心态，对疾病的治疗保持坚定的信心。

3. 请患者务必完成以下检查项目：血常规、血糖、血脂、肝肾功能、电解质、粪便常规、凝血功能、D-二聚体、风湿免疫、静脉超声、心电图及心脏超声。

随访

1. 随访时间及频率

(1) 随访时间：患者自 2019 年 5 月开始接受治疗，随访持续至

2023 年 10 月。

(2) 随访频率：初期每月随访一次，病情稳定后改为每 3 个月随访一次，后期根据患者症状和检查结果调整随访频率。

2. 随访内容

(1) 症状评估：每次随访时，需详细询问患者下肢的沉重感、乏力、胀痛、皮肤色素沉着以及水肿等症状的变化情况，并评估患者的活动能力（如是否仍需借助拐杖行走）。

(2) 体格检查：每次随访时进行体格检查，重点关注下肢皮肤色素沉着、水肿、溃疡、手术瘢痕等情况，检查双下肢的皮肤温度、感觉、肌力、肌张力等。

(3) 辅助检查：定期复查血常规、血糖、血脂、肝肾功能、电解质、凝血功能及 D-二聚体等项目，全面监测患者的全身健康状况及药物潜在副作用。定期开展下肢动静脉超声检查，以评估静脉曲张的发展态势，并监测动脉斑块的变化情况。每 6 个月进行一次骨密度检测，准确评估骨质疏松的进展状况。同时，每 6 个月进行一次膝关节和踝关节的 X 线检查，详细评估关节退行性病变的进展情况。

3. 治疗方案调整

(1) 静脉活性药物：迈之灵（260 mg，每日 2 次）和羟苯磺酸钙（0.5 g，每日 2 次）持续使用，根据症状调整剂量。

(2) 骨质疏松治疗：阿法骨化醇软胶囊（0.25 μg，每日 1 次）、碳酸钙 D_3 片（600 mg，每日 1 次）、维生素 D_3 软胶囊（0.125 mg，每日 1 次）、依降钙素注射液（10 U，每周 2 次）持续使用，根据骨密度检测结果调整治疗方案。

(3) 止痛药物：根据患者的关节疼痛情况，适当使用非甾体抗炎药缓解疼痛。

4. 生活方式干预

(1) 饮食调整：建议患者维持清淡的饮食习惯，增加富含钙质的食物摄入，减少碳水化合物的摄入量，以有效控制体重。

(2) 运动建议：建议患者进行适度的负重和抗阻训练，如散步、游泳等，避免过度运动以免增加关节负担。

(3) 弹力袜使用：依据静脉曲张的具体程度，建议患者选择相应压力等级的弹力袜，以缓解下肢静脉的压力。

5. 随访结果

(1) 症状改善：经过系统治疗，患者的下肢沉重感、乏力及胀痛等症状得到了显著缓解，从最初仅能依靠拐杖在室内缓慢行走，逐步恢复至后期无需任何辅助即可自如地前来就医。

(2) 骨密度检测：2023 年 10 月的骨密度检测报告显示，第一腰椎（L1）T 值为 3.0，第二腰椎（L2）T 值为 2.4，第三腰椎（L3）T 值为 2.3，第四腰椎（L4）T 值为 2.9，总计 T 值为 2.5，骨质疏松情况有所改善。详见表 12−2。

(3) 生化检查：2019 年 7 月的生化检查显示总蛋白 63.6 g/L ↓，红细胞沉降率 40 mm/h ↑，提示可能存在炎症反应，后续随访中炎症指标有所下降。

(4) 下肢动静脉超声：在随访期间，双侧下肢动脉斑块未出现明显进展，静脉曲张状况保持稳定。

6 患者依从性及心理状态

(1) 依从性：患者在随访初期对疾病治愈缺乏信心，依从性较差。然而，经过家庭医生与专科医生的细致解释和耐心鼓励，患者逐步建立起信心，开始积极配合治疗，其依从性亦随之显著提升。

(2) 心理状态：患者在随访过程中，心理状态逐步好转，从最初的焦虑和抵触就医，到后期对治疗充满信心，并积极配合各项治疗措施。

表 12-2 · **患者随访辅助检查结果**

时 间	检查项目	检 查 结 果
2023 年 10 月 （外院）	骨密度检测报告 T 值	第一腰椎（L1）：−3.0 第二腰椎（L2）：−2.4 第三腰椎（L3）：−2.3 第四腰椎（L4）：−2.9 总计−2.5
2019 年 7 月 （外院）	生化检查	总蛋白 6.6g/ L ↓ 红细胞沉降率 40 mm/h ↑

家庭医生心得感悟

✧ 社区居民对医学知识了解不够全面，不知道就医的具体方向，容易产生害怕、抵触就医的心理。在社区及专科医生将病情详细解释清楚后，患者消除了顾虑，重燃康复信心，积极配合医生的各项治疗手段，使得症状较快减轻。可见作为家庭医生，不仅要着眼于“人的病”，更应关注“病的人”。

专家划重点

· 慢性下肢静脉疾病（CVD）是一种常见的血管疾病和多发病，随年龄增长而逐渐加重的进展性炎症反应性疾病，女性发病率高于男性。在中国，下肢静脉疾病的患病率为 8.89%，这意味着将近有 1 亿患者，每年新发病率为 0.5%～3.0%，其中静脉性溃疡的比例占 1.5%。

· CVD 根据病因可分为三类：原发性、继发性和先天性，其中原发性最为常见，约占 6% ；继发性占 25%；先天性不足占 1%，其他原因占 8%。导致 CVD 发生的主要因素包括静脉反流、静脉回流障碍、先天发育异常及遗传因素。CVD 的病理改变主要由慢性炎症及血流紊乱共同作用所致。下肢静脉高压是 CVD 的主要病理生理改变，其成因涉及静脉逆流、静脉阻塞、静脉壁薄弱以及腓肠肌泵功能不全。慢性炎症在 CVD 的进展过程中扮演着至关重要的角色。

· 慢性下肢静脉疾病的治疗手段多样，包括加压疗法、药物治疗、硬化剂疗法及外科手术等侵入性治疗方法。CVD 的治疗原则应依据患者的 CEAP 分级来确定：① 对于有症状但无明显静脉体征的患者（C0～C1），首选静脉活性药物或加压治疗，以早期干预，及时缓解症状。② C2～C3，应优先考虑加压治疗，或联合静脉活性药物，以减轻下肢沉重感、胀痛和水肿等临床表现，并根据病因选择硬化剂治疗或手术手段，以消除静脉曲张。③ C4～C6 则需采取手术治疗。

参考文献

[1] 张小敏，曾文军，张堂德，等. 慢性静脉疾病的诊断和鉴别诊断［J］. 国际皮肤性病学杂志，2012，38：24-27.

[2] 张柏根. 慢性下肢静脉功能不全的诊治进展［J］. 中华普通外科杂志，2003，18：517-518.

[3] Gloviczki P, Comerota A J, Dalsing M C, et al. The care of patients with varicose veins and associated chronic venous diseases: clinical practice guidelines of the Society for Vascular Surgery and the American Venous Forum[J]. J Vasc Surg, 2011, 53: 2S-48S.

[4] Ramelet A A, Boisseau M R, Allegra C, et al. Veno-active drugs in the management of chronic venous disease. An international consensus statement: current medical position, prospective views and final resolution[J]. Clin Hemorheol Microcirc, 2005, 33: 309-319.

病例 13

血压稳控需心信医从

提升用药依从性，夯实血压管理根基

家庭医生 · **刘灿**

病例概述

病史摘要

1. 现病史：患者，男性，68 岁。30 余年前，患者发现血压升高，在上海某三级医院确诊为原发性高血压，血压最高达 210/110 mmHg。患者间断服用地平类及沙坦类药物控制血压，但血压控制效果不佳，因无明显不适，故未予以重视。2021 年 3 月 27 日，患者突发脑梗死，遗留右侧肢体功能障碍，需依靠轮椅出行。此后，患者开始规律服用硝苯地平控释片（30 mg，每日 2 次）、缬沙坦胶囊（80 mg，每日 1 次）和美托洛尔缓释片（23.75 mg，每日 1 次），但血压仍维持在（150～170）/（90～100）mmHg。2021 年 11 月 4 日，因脑梗死后遗症需康复治疗，患者入住我中心病房。鉴于血压水平仍偏高，医生予以加用吲达帕胺片（2.5 mg，每日 1 次，口服），监测血压在（140～150）/（90～100）mmHg。患者因担心利尿剂导致排尿次数增多，拒绝通过调整利尿剂剂量和种类进行降压治疗，故请俞卓伟教授进行门诊会诊。患者自起病以来，精神尚可，食欲正常，睡眠质量可，大便正常，小便次数较多，体重无明显下降。

2. 既往史：患者有11个月的脑梗死病史，遗留右侧肢体功能障碍，目前正在进行康复治疗。同时，患者伴有11个月的室性心律失常病史，目前通过服用美托洛尔进行治疗。此外，患者还有11个月的前列腺增生病史，目前服用非那雄胺进行治疗。患者否认患有糖尿病、冠心病等其他慢性器质性疾病，否认有结核、肝炎等传染病史，否认有手术史，以及否认有食物及药物过敏史。

3. 婚育史：患者已婚已育，育有1子，妻子及子女均健康状况良好。

4. 个人史：患者出生于上海。年轻时曾有饮黄酒的习惯，并少量吸烟，但10余年前已彻底戒烟、戒酒。患者年轻时从事文职工作，6 岁时正常退休。日常生活中，性格较为急躁，偏好食用荤菜。

体格检查

体温367 ℃，呼吸18次/分，血压159/99 mmHg，神志清晰，精神萎靡，呼吸平稳，体型偏胖，腹围90 cm，轮椅推入病房，主动体位，查体合作，能对答，但计算能力减退。伸舌居中，右侧鼻唇沟变浅，口角向左侧歪斜。颈部柔软，无抵抗，颈静脉无怒张，肝颈静脉反流征（–），双肺呼吸音粗糙，未闻及明显干湿啰音，心界向左扩大。心率76次/分，心律不齐，各瓣膜听诊区未闻及病理性杂音。全腹柔软，无压痛，未触及反跳痛，无肌紧张，肝脾肋下未触及。双下肢无水肿。右上肢肌力Ⅱ级，右下肢肌力Ⅲ级，左侧肢体肌力正常。双侧巴氏征（－），脑膜刺激征（－），共济运动无法配合。

辅助检查

详见表 13-1。

表 13-1 · **患者辅助检查及结果**

时　间	检查项目	检 查 结 果
2021 年 3 月 30 日（外院）	头颅磁共振	左侧额叶、胼胝体体部、膝部急性脑梗死伴部分额叶皮层状坏死 双侧额顶叶多发皮层下白质动脉硬化性小缺血灶老年脑，脑白质变性
2021 年 3 月 31 日（外院）	动态血压	24 小时全天血压平均值 191/125 mmHg 晚间血压平均值 211/126 mmHg 白天血压平均 189/124 mmHg
2021 年 11 月 5 日（本中心）	动态血压	24 小时全天血压平均值 143/93 mmHg 晚间血压平均值 152/104 mmHg 白天血压平均值 146 100 mmHg
	动态心电图	全程窦性心律，ST 段未见明显异常 心搏总数 101 180 次 平均心率 75 次 / 分 心动过速 5 阵 室性期前收缩总数 1 067 次
2021 年 11 月 10 日（本中心）	睡眠监测	总睡眠时间 8.8 小时 睡眠呼吸暂停指数 23.3 次 / 小时（C：80%，O：20%） 符合临床分级重度（混合型）

病例讨论与分析

家庭医生讨论

家庭医生刘灿 · 患者为老年男性，体型偏胖，高血压病史已超过 30 年，长期未重视病情随访。近期因突发脑血管意外，才开始重视血压控制。目前患者服用硝苯地平控释片、缬沙坦胶囊、酒石酸美托洛尔缓释片及吲达帕胺四种降压药物进行治疗，尽管血压有所下降，但仍未达到理想水平。患者拒绝通过调整利尿剂剂量来进一步控制血压，依从性较差，导致血压控制面临较大困难。

家庭医生郑亦青 · 患者目前在使用三种降压药物联合治疗后，血压控制仍不理想。加入利尿剂后，血压虽能维持在 140/90 mmHg 左右，但患者配合度较低。可以考虑更换同类的降压药物，例如尝试其他血管紧张素受体拮抗剂或血管紧张素转化酶抑制剂，如替米沙坦、阿利沙坦、赖诺普利等。美托洛尔的剂量可以适当增加，或更换为琥珀酸美托洛尔（47.5 mg，每日 1 次，口服）。通过调整同类药物的不同组合，以期找到最适合患者的降压方案，达到满意的降压效果。此外，需积极干预呼吸睡眠暂停综合征，以减轻其对血压的不良影响。

家庭医生方红 · 在临床实践中，我们常遇到因药物副作用导致患者用药依从性差，进而影响治疗效果的情况。针对本案例的患者，我认为家庭医师不仅需从患者的高血压疾病本身着手，还应充分考虑其心理因素，深入剖析患者用药依从性不佳的深层次原因。通过专业的健康教育和心理疏导，与患者达成共识，方能取得理想的治疗效果。

俞卓伟教授分析

✧ 该病例具有以下显著特点：首先，患者年龄并未达到高龄标准；其次，近期曾突发急性脑梗死，并因此遗留肢体功能障碍及言语障碍，这对患者而言无疑是一重大应激事件。此外，患者对医生提出的治疗方案存有诸多顾虑。根据近期睡眠监测结果，患者还合并患有睡眠呼吸暂停综合征。鉴于此，针对该患者的降压药物调整方案必须全面考虑上述各项因素。

✧ 难治性高血压，亦称顽固性高血压，指的是在采用三种或以上合适剂量的降压药物联合治疗（通常应包含利尿剂）后，血压仍未达到目标水平的情况。然而，对于该患者而言，目前尚不能将其诊断为难治性高血压。

✧ 针对本案例，当前亟须解决的核心问题是如何与患者共同制定降压方案，确保患者理解并同意，且能长期坚持的用药方案才是最理想的。为此，我们首先需通过专业的科普，以通俗易懂的语言向患者阐明血压达标的重要性，并详细说明如何协同患者通过调整不同药物的组合来实现降压目标。基于此，我们初步采纳郑医生的建议，通过调整药物组合来观察降压效果。若效果仍不达标，则可考虑改用包含利尿剂的复合降压药，例如替米沙坦氢氯噻嗪、厄贝沙坦氢氯噻嗪等。此外，需特别提醒的是，利尿剂通常建议早晨服用，以尽可能减少因排尿次数增多带来的生活不便。

✧ 该患者患有呼吸睡眠暂停综合征，积极的治疗与管理对于有效控制血压至关重要。因此，建议患者佩戴呼吸机，以改善通气状况，减轻低氧血症的影响。

全科诊疗思路与过程

综合评估

1. 诊断及诊断依据

(1) 原发性高血压（3 级，极高危）：鉴于患者血压升高已逾 30 年，且经降压治疗有效，血压峰值曾达 210/110 mmHg，综合考虑患者年龄及其合并症状况，故诊断明确。

(2) 脑梗死后遗症、右侧肢体偏瘫：依据患者头颅磁共振检查结果，“左侧额叶、胼胝体体部及膝部急性脑梗死，伴部分额叶皮层状坏死”，结合患者当前的肌力状况，诊断结果明确。

(3) 睡眠呼吸暂停综合征：依据患者的睡眠呼吸监测数据可以明确诊断。

2. 存在的危险因素及健康问题：患者有吸烟史，体型偏胖，且存在睡眠呼吸暂停综合征病史。

3. 并发症及其他临床状况：患者存在脑梗死。

4. 患者文化程度为初中水平，目前表现出明显的焦虑和烦躁情绪，用药依从性不佳。家庭关系和睦，经济状况良好，家庭内部可利用资源及社会支持可。

治疗方案

1. 开展健康宣教，提供家庭医生心理疏导服务。

2. 倡导均衡饮食，由康复技师在提供康复指导的同时，进行运动指导。

3. 调整降压方案如下：硝苯地平控释片（60 mg，每日 1 次）、阿利沙坦片（240 mg，每日 1 次）、琥珀酸美托洛尔缓释片（47.5 mg，每日 1 次）。

4. 每日监测血压 3 次，1 周后进行 24 小时动态血压随访。

5. 建议患者佩戴呼吸机进行治疗。

随访

1. 在俞卓伟教授的精心会诊和专业指导下，家庭医生及时进行了心理疏导，患者的情绪逐步趋于稳定。

2. 患者与家庭医生就目前的药物调整和生活方式管理达成了一致意见。

3. 1 个月后随访时，血压控制在 130/（80～85）mmHg。

4. 6 个月后复测结果显示，患者腹围缩减至 85 cm，较之前减少了 5 cm。

5. 患者辅助检查及结果详见表 13-2。

表 13-2 · 患者辅助检查及结果

时 间	检查项目	检 查 结 果
2022 年 1 月 16 日	动态血压	全天平均血压 132/86 mmHg 白天平均血压 131/86 mmHg 夜晚平均血压 133/85 mmHg
2022 年 2 月 2 日	睡眠监测	总睡眠时间 9.1 小时 睡眠呼吸暂停指数 27.5 次 / 小时（C：52%，O：48%） 符合临床分级中度（混合型）

家庭医生心得感悟

✧ 持续性的健康管理是家庭医生提升用药依从性的关键所在。该患者多次在我中心病房接受康复治疗，作为家庭医生，我们能够持续监测患者的健康状况，并通过长期的疾病管理，与患者建立了深厚的信任关系。此外，我们还运用心理学知识对患者进行心理疏导，积极开展健康教育，使得患者的依从性逐步提升，能够按时服药、定期复查相关实验室指标，坚持不间断的康复功能训练，并长期遵循低盐低脂饮食。正因如此，患者的体重逐渐下降，血压也逐步控制在正常水平。

专家划重点

· 近年来，我国高血压患病率持续攀升。然而，高血压的知晓率、治疗率及控制率均处于较低水平，其中一个关键因素便是用药依从性不足。以本案例中的患者为例，深入剖析其病情可知，患者年轻时用药依从性较差，导致血压长期未能达标，进而引发了脑血管急性并发症，不仅造成肢体功能障碍，还引发了心理和情绪问题。用药依从性差不仅会引发不良的临床后果，还会增加公共卫生负担。因此，作为社区家庭医生，我们需深刻认识到用药依从性的重要性，在临床工作中应善于运用全科诊疗思维，管理患者的慢性病并关注其合并症，同时精准识别患者的心理状态，及时进行疏导，从而与患者达成共识，共同制定治疗方案，以提升患者的用药依从性。

· 通过此案例，我们需要深入探究睡眠呼吸暂停综合征对高血压的作用机制，这主要包括低氧血症、交感神经系统的激活、内皮功能障碍、炎症反应及睡眠质量下降等因素。这些因素均显著提升了高血压的发病风险。因此，对于睡眠呼吸暂停综合征患者而言，积极的治疗与科学管理对于有效控制血压具有至关重要的意义。

参考文献

[1] 许日祥，沐婷玉，倪晓莉，等. 中国高血压患者用药依从性的 meta 分析［J］. 中国现代应用药学，2020，37（19）：2383－2389.

[2] 葛均波，王辰，王建安. 内科学（第十版）［M］. 北京：人民卫生出版社，2024.

病例 14

老年人晕厥暗藏危机

晕厥的病因分析及转诊时机

家庭医生 · **陈宇**

病例概述

病史摘要

1. 现病史：患者，女性，94 岁。患者自 20 年前起，因疲劳后反复出现胸闷、心悸，休息后症状可自行缓解。未曾出现头晕、头痛，无心前区疼痛，无黑朦，无恶心、呕吐，无夜间阵发性呼吸困难、端坐呼吸，无双下肢水肿及少尿。多次在外院进行心电图检查，结果显示“偶发室性期前收缩、心肌缺血”，诊断为“冠心病，心律失常”，长期服用稳心颗粒、麝香保心丸等药物。近年来，上述症状逐渐加重，活动后气急尤为显著，登楼能力限于 2 楼。仍无夜间阵发性呼吸困难、端坐呼吸，无双下肢水肿及少尿。1 个月前，患者无明显诱因下胸闷、心悸症状加剧，发作频率较前增加，劳累后尤为明显，无心前区疼痛。2022 年 12 月，患者曾发生晕厥 1 次，持续 30 秒左右，其间无肢体抽搐、口吐白沫，无二便失禁，清醒后部分记忆缺失，右侧肢体活动受限，尤以手指精细运动减弱为甚，因高龄行动不便而建床。目前患者神志清醒，精神状态尚可，食欲正常，夜间睡眠尚可，大小便正常，体重未见明显变化，生活基本能够自理。

2. 既往史：患者有高血压病史30余年，最高血压曾达180/100 mmHg，目前服用氯沙坦钾片，血压控制较为稳定，维持在140/80 mmHg左右。患者长期反复出现耳鸣及视物模糊，间断服用杞菊地黄丸等药物。此外，患者患有慢性胃炎及便秘10余年，近期频繁出现胃胀，胃纳明显减退。患者曾前往某中医院肛肠科接受灌肠治疗，但疗效不佳。患者患有白内障已20余年，否认其他慢性病史。同时，否认患有肝炎、疟疾、结核、伤寒、血吸虫等传染病史，无青霉素等药物及食物过敏史，无手术及输血史，亦无激素及洋地黄类等重要药物应用史。

3. 个人史：患者出生于原籍，否认有疫水疫区及有害气体接触史，亦无烟酒史。

4. 婚育史：已婚已育，家人体健。

5. 月经史：初潮16岁，周期（3～5）天/28天，共48周期，已绝经，否认绝经后出血、流液史。

6 家族史：患者家庭成员均身体健康，否认存在家族性遗传疾病及肿瘤病史。

体格检查

体温36.8℃，脉搏75次/分，呼吸16次/分，血压130/70 mmHg。神志清晰，气息平稳，精神尚可，体型中等，营养状况佳，查体配合，对答切题，自主体位。全身皮肤及黏膜无黄染、瘀斑及出血点，皮温正常。颈部、腋下及腹股沟等浅表淋巴结未触及肿大。头颅无畸形，眼睑无水肿，巩膜无黄染，两侧瞳孔等大等圆，对光反射存在且对称。耳鼻无畸形，各鼻窦区及乳突部无压痛。口角无歪斜，唇色无发绀，伸舌居中，咽部无充血，双侧扁桃体未见肿大。颈部柔软无抵抗，颈静脉无怒张，肝颈静脉反流征（－），气管居中，甲状腺未触及肿大。胸廓无畸形，胸骨无压痛，两侧呼吸运动对称，语颤对称，叩诊呈清音，两肺呼吸音稍粗，未闻及干湿啰音。心尖搏动不明显，无震颤及抬举感，心界无增大，位于第 5 肋间左锁中线内 1 cm 处，心率 75 次 / 分，律齐，未闻及病理性杂音，A2>P2。腹部隆起柔软，无压痛及反跳痛，肝脾肋下未触及，麦氏点压痛（－），莫菲征（－），未扪及腹部肿块，无移动性浊音，无肝肾区叩痛，肠鸣音无亢进。脊柱四肢无畸形，脊柱生理弯曲存在，四肢关节无红肿压痛，活动自如，未见杵状指（趾），双下肢无水肿，足背动脉搏动存在且对称。右侧肌力Ⅳ级，右手无名指弯曲及对掌运动受限，其余肢体肌力均为Ⅴ级，肌张力正常。生理反射如角膜反射、膝反射等正常引出且对称，病理反射如布氏征（－）、克氏征（－）、巴氏征（－）。

辅助检查

1. 2022 年 10 月 20 日，患者在某三级医院进行体检。尿常规检查发现尿蛋白呈阳性，其他指标正常。血生化各项指标中，总胆固醇为 7.43 mmol/L，血肌酐为 93.9 μmol/L，血尿酸为 415.3 μmol/L，其余肝肾功能指标均在正常范围内。

2. 2022 年 12 月 8 日，患者心电图检查结果显示：窦性心律，伴有 I 度房室传导阻滞、室性期前收缩及 ST 段 T 波异常变化（图 14－1）。

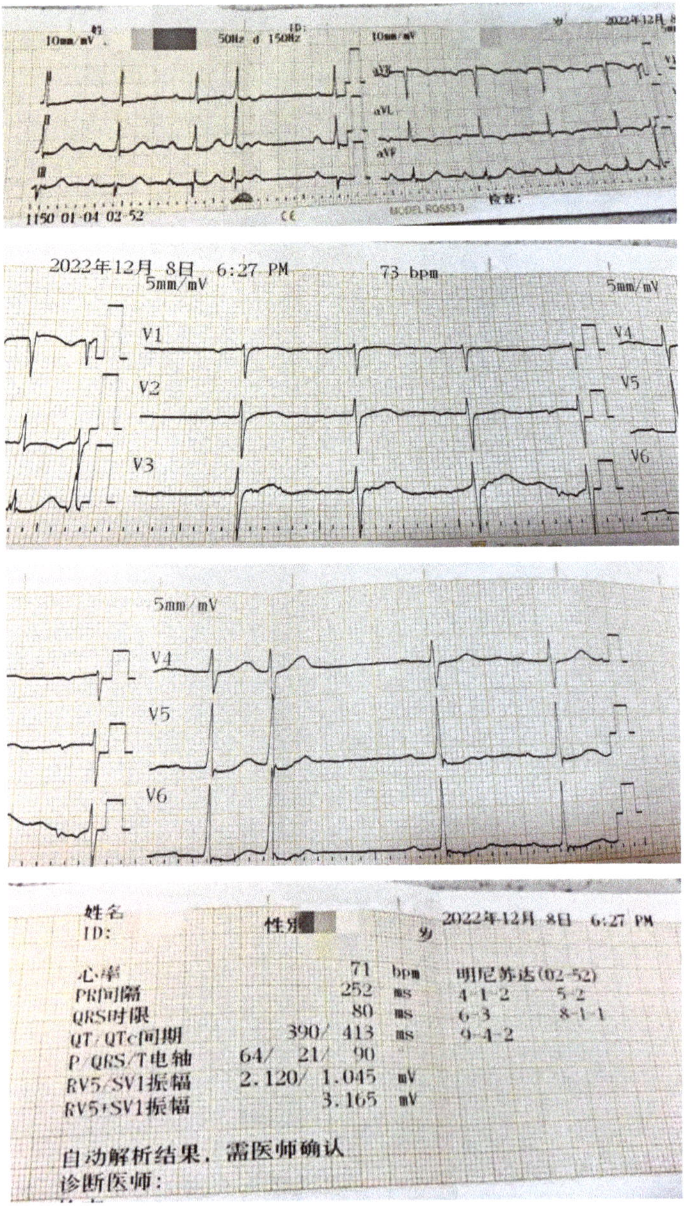

图 14-1 · 患者心电图检查结果

病例讨论与分析

家庭医生讨论

家庭医生陈宇 · 患者为高龄女性，伴有冠心病、高血压等多种疾病病史。目前出现晕厥 1 次，持续时间约 30 秒，清醒后生命体征平稳。心电图显示窦性心律，伴随 I 度房室传导阻滞、室性期前收缩及 ST 段 T 波异常变化（图 14-1）。清醒后部分记忆缺失，右侧肢体活动受限，尤以手指精细运动减弱显著，需进一步检查以明确晕厥原因。晕厥常见病因包括以下几种。① 一过性晕厥：又称单纯性或血管神经性晕厥，由强烈刺激引发，如恐惧、挫折、空腹过劳、手术见血、注射、外伤、空气污浊闷热等，导致一过性周围血管扩张，心脏排血量减少，血压骤降。主要症状包括：晕厥前常有头晕、目眩、恶心、出冷汗和面色苍白等先兆；血压显著下降（收缩压常低于 70 mmHg），脉搏细弱（每分钟 40 ～ 50 次）或难以触及；眼神呆滞、凝视、翻白，瞳孔常散大；意识丧失，呼吸微弱；晕厥数秒至数分钟后自行苏醒，发作后无后遗症，但伴有暂时遗忘、精神恍惚和头晕无力。② 直立性晕厥：多见于老人或久病卧床者，突然站立或蹲下复立时发生，血压骤降，眼前发黑冒“金星”，心率变化不大，晕厥时间短暂，无明显前兆。③ 心源性晕厥：常见于心动过缓（或过速）、心律失常和心肌梗死患者，病情较重。④ 低血糖性晕厥：多见于严重饥饿、长时间进食少者，以及糖尿病和低血糖患者。⑤ 排尿性晕厥：常见于年轻人或老年人夜间起床排尿时，因突然起床和用力排尿，腹压骤减，血液回流腹腔，导致脑部缺血。⑥ 剧咳性晕厥：因剧烈痉挛性咳嗽引发，患者先感心慌、气喘、头晕、眼花，迅速失去意识。上述② ~ ⑥项晕厥症状与①项大致相似。该高龄患者为我的家床患者，根据其心电图及多年冠心病病史，初步考虑心源性因素导致晕厥可能性较大。已向家属说明病情变化及风险，家属表示理解，但因当前新冠病毒感染形势严峻，不愿让患者前往上级医院进一步诊疗。

家庭医生郑春玉 · 患者为高龄女性，伴有冠心病、高血压等多种疾病病史。目前出现晕厥 1 次，并留有后遗症。在晕厥患者的急救现场，首要任务是确保患者生命体征平稳，避免因外伤导致的二次损伤。针对可能的原因，需采取以下措施：① 立即将患者扶至平卧位，取头低脚高位，解开其领口、腰带，女性患者还需解开胸罩。救治者可用双手从患者下肢向心脏部位加压按摩，促进血液流向脑部。② 若现场有中医医生，可立即针刺患者人中穴、少冲穴（位于小手指甲根下方），或用力掐按上述穴位，以促其苏醒。同时可配合针刺百会、合谷、内关、十宣等穴位。③ 如条件允许，可让患者饮用热茶或咖啡；对于低血糖性晕厥，可静脉注射 10% 葡萄糖 50 mL。④ 若晕厥由剧烈咳嗽引起，可给予镇咳治疗，待咳嗽停止、患者苏醒后再送往医院救治。鉴于该患者为高龄女性，且多种慢性疾病共存，应积极与家属沟通，分析利弊，尽早转至上级医院进行进一步检查和治疗。

俞卓伟教授分析

✧ 目前看来，大家对晕厥病因的认识较为全面。本次讨论的议题如下：① 患者的晕厥病因可能包括哪些？② 在社区中发现晕厥病患时，转诊的最佳时机是什么？③ 主要矛盾在于患者家属对其前往医院进一步检查和治疗的顾虑较为明显。

✧ 首先，导致昏厥的原因多达 30 余种，主要包括低血压、低血糖、脑源性、心源性、血管性、失血性、药物过敏性，以及精神受到强烈刺激、剧烈疼痛、剧烈咳嗽等因素。在这些原因中，心源性（如急性心肌梗死、心室颤动、心律不齐等）、脑源性（如脑血管破裂、栓塞和脑挫伤等）、失血性（如各类大出血）等情况往往伴有生命危险，而其他原因引起的昏厥大多无生命危险。本次讨论的患者为高龄且有多重慢性病基础，根据其临床症状、体征及当时的心电图表现，初步考虑心源性因素导致晕厥的可能性较大，但仍需进一步检查以排除其他潜在原因。

✧ 再者，鉴于这位高龄老人整体状况尚佳，作为全科医师，我们如何有效消除家属的疑虑，确保患者及时接受必要的诊断与治疗，亦属我们的职责范围：① 可充分利用社区家庭病床的优势，上门进行 24 小时动态心电图（Holter）检查，以便准确掌握患者当前心率及心电变化，使其在家中即可完成检查。② 可通过绿色转诊通道为患者安排单人病房，降低感染风险，争取宝贵治疗时机。③ 通过持续的长期监测，排除其他潜在因素导致的晕厥可能性。

全科诊疗思路与过程

综合评估

1. 诊断及诊断依据

(1) 心源性晕厥：患者为高龄女性，既往有多年冠心病病史。目前出现一次晕厥，持续时间约 30 秒，清醒后生命体征保持平稳。心电图显示窦性心律，伴随Ⅰ度房室传导阻滞、室性期前收缩及 ST 段 T 波异常变化（图 14-1）。清醒后患者部分记忆缺失，右侧肢体活动受限，尤以手指精细运动减弱最为显著。综合临床症状、体征及当时的心电图表现，初步考虑心源性因素导致晕厥的可能性较大，但仍需进一步检查以排除其他潜在原因。

(2) 冠状动脉粥样硬化性心脏病：① 患者有 20 年冠心病史，活动耐量逐渐下降（目前仅能登 2 楼）。② 心电图显示 ST 段 T 波改变，提示心肌缺血。③ 患者有明确的心律失常病史，且药物治疗效果显著，因此诊断结果明确。

(3) 原发性高血压（3 级，极高危）：患者既往最高血压达 180/100 mmHg，目前通过服用氯沙坦钾有效控制血压，因此诊断结果明确。

2. 存在的危险因素

(1) 心血管系统问题：① 心律失常：如心动过缓（如病态窦房结综合征）、高度房室传导阻滞等，可能由心脏传导系统老化或疾病引起。② 结构性心脏病：如心肌缺血（如隐匿性心肌梗死）。③

体位性低血压：因自主神经调节功能衰退，起身时血压急剧下降，常见于脱水或药物副作用所致。

(2) 神经介导性晕厥：① 血管迷走性晕厥：由疼痛、长时间站立或情绪应激所触发。② 颈动脉窦过敏：颈部受压（例如转头、衣领过紧）引发心率 / 血压急剧下降。

(3) 代谢与内分泌因素：① 低血糖：由糖尿病治疗不当或进食不足所致。② 电解质紊乱：包括低钠血症和低钾血症（可能由利尿剂使用或肾功能不全引发）。

(4) 药物相关因素：① 降压药物（如利尿剂、硝酸酯类）可能导致血压过低。② 抗心律失常药物（如胺碘酮）可能加剧心动过缓。③ 镇静剂或抗抑郁药：增加跌倒及意识模糊的风险。

(5) 其他年龄相关风险：① 口渴感知减退或行动不便导致饮水不足。② 感染：无症状的尿路感染或肺炎，其首发症状可能表现为晕厥。

3. 需重点关注的健康问题

(1) 跌倒相关损伤可能导致长期卧床并发症，如肺炎和褥疮。

(2) 原有慢性疾病恶化风险：晕厥可能是心输出量严重不足的信号；电解质紊乱或容量负荷过重亦可能诱发晕厥，还可能伴随短暂性脑缺血发作（TIA）或卒中风险。

(3) 隐匿性疾病潜在风险（如肺栓塞），因高龄和活动减少导致深静脉血栓风险升高；胃肠道出血，慢性失血可导致贫血和晕厥，且可能无典型黑便症状。

(4) 认知与功能衰退风险：晕厥后可能加重谵妄和认知障碍，

或因恐惧跌倒导致活动能力进一步下降。

4. 并发症与其他临床情况：暂无。

5. 患者受教育情况良好，依从性好，家庭和睦，家庭可利用资源及社会支持尚可。

紧急评估与处理建议

1. 晕厥后意识恢复迟缓、胸痛、呼吸困难、持续心悸或发现外伤（特别是头部撞击）均为紧急送医的明确指征；该病患在 30 秒后自主清醒，故未进行紧急送医处理。

2. 必要检查：① 心电图：用于排查心律失常或心肌缺血。② 血常规 + 电解质：用于评估贫血、感染或电解质异常。③ 超声心动图：检查心脏结构是否存在异常。④ 24 小时动态心电图（Holter）：用于捕捉间歇性心律失常。⑤ 头颅 CT：排除颅内出血（尤其是服用抗凝药物的患者）。

3. 预防措施：① 调整药物：降低可能导致低血压或心动过缓的药物剂量。② 环境改造：增设防滑设施和夜间照明，避免快速体位变化。③ 补充水分 / 营养：定时饮水，监测电解质平衡状况。④ 穿戴医疗警报设备：例如跌倒监测手环，以便在紧急情况下及时呼救。

4. 建议尽快就医进行全面评估，明确晕厥的具体原因，并采取针对性的干预措施，以降低再次发作的风险及相关并发症的发生。

随访

1. 2022 年 12 月，社区医护人员上门进行了 24 小时动态心电图（Holter）检查（图 14-2、图 14-3）。结果显示，全程基础心律

动态心电图报告

报告日期：　2022/12/18 15:16
测试日期：　2022/12/15 08:39

患者信息

患者姓名：　XXXXX　　年龄：　93岁　　性别：　女　　编号：

起搏器：　无　　病区：　　住院号：

用　　药：　　门诊号：

操作医生：　　送检单位：　上海市长宁区周家桥社区卫生服务中心

心率

记录时间：24:00　　分析时间：23:59

分析的心搏数：97530(次)　　平均心率：68(bpm)

最大RR间期：4484毫秒　　在 12-15 21:48

最小心率：　28(bpm)　　在 12-15 21:48

最大心率：　91(bpm)　　在 12-15 19:03

停搏大于2000毫秒：　18 次

心动过缓(小于45bpm)有　375 跳，占总心搏　小于 1%

心率变异

SDNN ：192(ms)　　SDNN Idx：197(ms)　　pNN50　：45%

rMSSD：268(ms)　　SDANN ：91(ms)　　三角指数：29

起搏分析

起搏心搏 0(次)　　占总心搏 0

心房起搏 0(次)　　占总心搏 0

心室起搏 0(次)　　占总心搏 0

双腔起搏 0(次)　　占总心搏 0

其它情况

室上性节律

总数：　0　　平均(小时)：0(次)

单发：　0(次)　　成对：　0(阵)

二联律：　0　　三联律：　0

室上速总数：　0(阵)　　RONT：　0(阵)

最长室上速次数：0(次)　　在- -

最大心率室上速：- -(bpm)　　在- -

室性节律

总数：　10016(次，占 10%)　　平均(小时)：417(次)

单发：　10016(次)　　成对：　0(阵)

二联律：　6(阵，27 V)　　三联律：　206(阵，1615 V)

室速总数：　0(阵)　　RONT：　0(阵)

最长的室速：0(次)

最快心率的室速：- -(bpm)　　在- -

最小心率的室速：- -(bpm)　　在- -

房颤分析

房颤心搏：　0

持续时间：　0　　发生次数：　0

大于1.5秒心搏有 0(次)　　总时间 00:00:00

大于2秒心搏有 0(次)　　总时间 00:00:00

房扑分析

房扑心搏：　0

持续时间：　0　　发生次数：　0

结论

总检查时间为23小时59分钟；

全程基础心律为窦性心律；平均心率 68 次/分；
最高心率 91 次/分，为窦性心律，见于12-15 19:03；
最低心率 28 次/分，为窦性心动过缓呈2:1房室传导，见于12-15 21:48；
总心搏数 97530 次。

可见较长的RR间期约3000次左右，其中大于2000毫秒的长R-R间期共18次，最长R-R达4484 ms，发生于12-15 21:48，为二度I型房室传导阻滞（时呈2:1房室传导）至高度房室传导阻滞或二度I型房室传导阻滞和未标记的房性早搏未下传心室所致。

室性早搏总心搏数为10016次，占总心率的10%，多种形态，均单发，部分呈二、三联律。

全程无动态ST-T改变。（患者无日志记录）

图 14-2 · 患者 24 小时动态心电图（Holter）检查报告

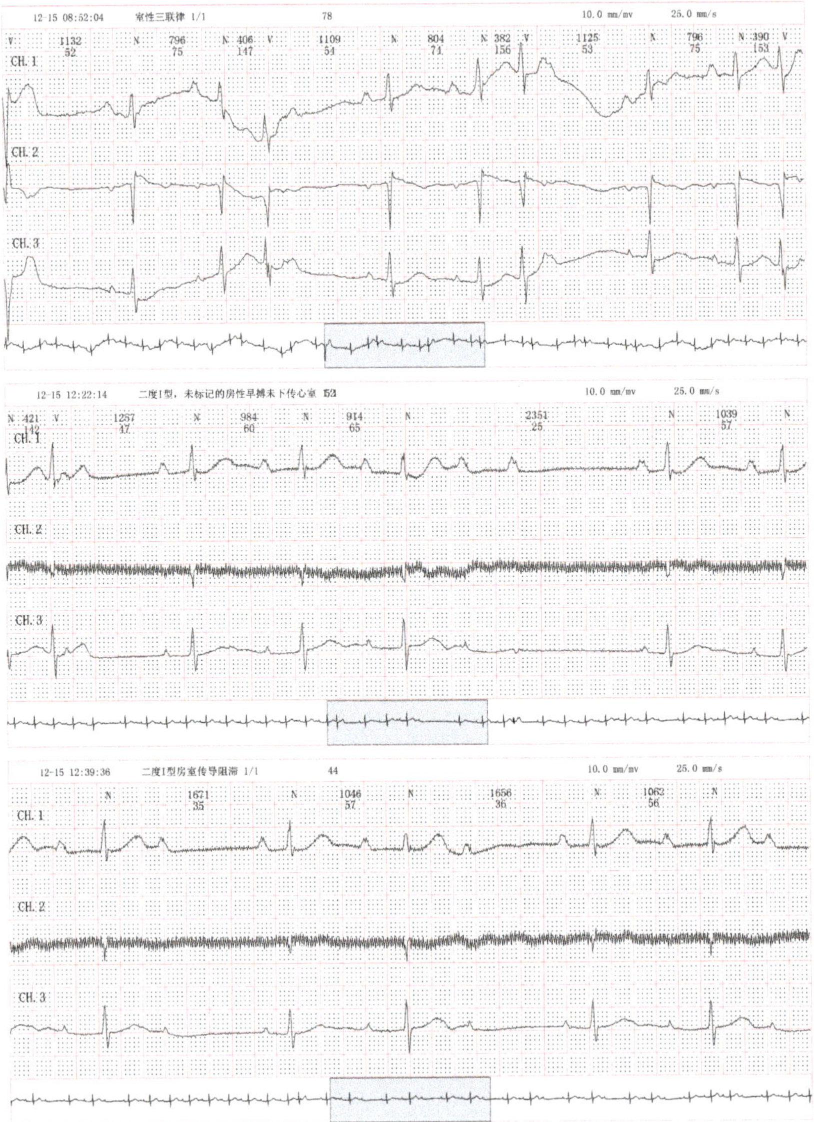

图 14-3 · 患者 24 小时动态心电图（Holter）检查报告

为窦性心律；平均心率为 6 次 / 分；最高心率为 91 次 / 分，属窦性心律，记录于 12 月 15 日 19:03；最慢心率为 28 次 / 分，表现为窦性心动过缓，呈 2∶1 房室传导，记录于 12 月 15 日 21:48；总心搏数为 97 530 次。检查中发现较长的 RR 间期约 3 000 次，其中大于 2 000 毫秒的长 RR 间期共 18 次，最长 RR 间期达 4 484 毫秒，发生于 12 月 15 日 21:48，由二度 Ⅰ 型房室传导阻滞（时呈 2∶1 房室传导）导致高度房室传导阻滞，或二度 Ⅰ 型房室传导阻滞及未标记的房性期前收缩未下传心室引起。室性期前收缩总搏数为 10 016 次，占总心率的 10%，形态多样，均为单发，部分呈现二、三联律。全程未观察到动态 ST 段 T 波改变。

2. 患者于 2023 年 1 月 31 日转至某三级医院心内科住院，接受心脏起搏器安装手术，并于 2 月 4 日顺利出院，安全返回养老公寓休养。

家庭医生心得感悟

✧ 晕厥病因分析：患者为 94 岁女性，基础疾病复杂，经综合评估，心源性晕厥的可能性最大。从心脏传导系统来看，24 小时动态心电图（Holter）显示，最长 RR 间期达 4484 毫秒（远超 2 秒致脑灌注不足的标准）；存在二度 Ⅰ 型房室传导阻滞（2∶1 下传）及高度房室传导阻滞，心输出量骤降；室性期前收缩频繁，10% 负荷易诱发恶性心律失常，且长期 Ⅰ 度房室传导阻滞提示传导系统退行性病变。此外，患者有 20 年冠心病史，活动耐量严重下降，仅能登2楼，心电图ST段T波改变表明存在心肌缺血，会进一步加重心律失常。在排除其他病因方面，尽管晕厥后右侧肢体活动受限，但无急性影像学证据，可能因低灌注而非脑源性。患者无糖尿病史，血压控制稳定，发作时无低血糖、低血压诱因；氯沙坦钾、沙库巴曲缬沙坦虽可能引起低血压，但Holter结果更倾向于传导阻滞；同时，无排尿、咳嗽性晕厥相关诱因记录，但仍需家庭医生长期临床观察以进一步排除。

✧ 社区转诊时机建议：对于这位94岁基础疾病复杂、心源性晕厥可能性大的女性患者，社区转诊时机建议如下。紧急转诊指征包括血流动力学不稳定，如持续低血压、胸痛、呼吸困难；出现恶性心律失常，如室性心动过速、心室颤动、三度房室传导阻滞；有神经系统定位体征，如新发偏瘫、失语提示急性卒中。该患者转诊关键点在于，Holter发现长RR间期（＞3秒），需立即评估起搏器植入指征；晕厥合并传导阻滞，属于心源性晕厥高危情况，急需专科干预；与家属沟通时，要强调猝死风险，并通过提供绿色通道、单人病房等方式降低感染风险。

✧ 家庭医生管理要点：家庭医生管理分为长期监测、预防措施和多病共管三个方面。长期监测方面，需定期复查24小时动态心电图（Holter）、电解质以防止低钾诱发心律失常，同时评估起搏器功能及心功能，借助B型钠尿肽（BNP）、超声心动图等检查。预防措施上，要避免患者剧烈体位变化，防止直立性低血压，并且合理调整药物，比如避免β受体阻滞剂加重传导阻滞。多病共管要求控制高血压，目标为＜130/80 mmHg，调节血脂可使用他汀类药物，还要改善患者便秘情况，通过缓泻剂、增加膳食纤维等方式，减少因 Valsalva 动作诱发晕厥。

专家划重点

· 本案例中，晕厥的主要原因是严重房室传导阻滞引发的心输出量急剧下降，及时植入起搏器是治疗的关键。社区医生应敏锐识别高危心电图特征，综合考虑患者意愿及家庭支持情况，借助绿色通道确保安全转诊。对于高龄患者，需谨慎权衡干预措施的获益与风险，并强调多学科协作以有效管理慢性疾病。

参考文献

[1] 万学红，卢雪峰．诊断学［M］．9版．北京：人民卫生出版社，2018：57.

[2]《晕厥诊断与治疗中国专家共识（2018）》编写组．晕厥诊断与治疗中国专家共识（2018）［J］．中华心血管病杂志，2019，47（2）：96−107.

[3] 赵珺，袁如玉，李广平．心脏传导阻滞及晕厥诊断技术的进展［J］．中国实验诊断学，2016，20（10）：1788−1791.

[4] 侯翠红．血管迷走性晕厥机理、诊断及治疗进展［J］．中国现代医药杂志，2004，6（5）：77−78.

[5] 血管迷走性晕厥的研究进展［J］．中国循环杂志，2024，39（6）：28−32.

病例 15

水肿病因的循证追踪

基于典型案例的临床决策分析

家庭医生 · 王雯雯

病例概述

病史摘要

1. 现病史：患者，女性，6 岁。2021 年 12 月，患者无明显诱因出现颜面部水肿，双眼睑水肿尤为显著，1 周内逐渐扩展至双手及双下肢水肿。其间，患者未出现腰酸、肉眼血尿，偶见泡沫尿，且无胸闷、心慌、气促等不适症状，意识清晰，肢体活动正常，无多汗，但伴有视物模糊。2022 年 2 月 8 日，患者前来我中心就诊，经详细检查，肝肾功能、尿常规及尿微量蛋白均未见异常。2 月 16 日，进一步行甲状腺功能 5 项及自身免疫性全套检查，结果同样正常，甲状腺 B 超显示左侧存在小结节，心脏超声检查未发现异常。自发病以来，患者精神状态尚可，偶感乏力，食欲正常，睡眠质量欠佳，大小便无异常，体重无明显变化。

2. 既往史：患者有 2 型糖尿病病史 20 余年，退休前对糖尿病未予重视，血糖控制情况不明。1 年前在上海某三级医院内分泌科住院治疗，明确诊断为糖尿病视网膜病变和糖尿病周围神经病变。出院后，长期采用以下治疗方案：早餐前皮下注射门冬胰岛素 30 注射液（18 U，晚餐前 16 U）；口服吡格列酮二甲双胍（15 mg/500 mg，每次 1 粒，每日 2 次）；瑞舒伐他汀片（5 mg，每次 1 粒，每晚 1 次）；羟苯磺酸钙胶囊（500 mg，每次 1 粒，每日，2 次）；银杏叶片（19.2 mg，每次 1 粒，每日，2 次）。近 3 个月，空腹血糖控制在 7～8 mmol/L，餐后 2 小时血糖控制在 8～11 mmol/L。患者同时有高血压病史 3 年余，血压最高达 170/90 mmHg，目前服用缬沙坦胶囊（80 mg，每日 1 次，每次 1 粒），血压控制在（120～130）/（70～80）mmHg。此外，患者有腔隙性脑梗死病史 9 月余，2021 年 5 月 31 日因"头晕伴恶心 1 天"就诊于上海某专科医院，头颅 CT 检查提示双侧基底节区少量腔隙性脑梗死，间断服用培元通脑胶囊（每次 3 粒，每日 3 次）。否认其他慢性病史。2021 年 9 月因右侧髌骨骨折行右侧髌骨内固定术，否认输血史。

3. 婚育史：患者否认冶游史，已婚已育，育有 1 女。

4. 个人史：患者出生于上海，否认吸烟及饮酒史。学历为初中，职业为退休工人。每日饮食结构包括主食 200 g，食盐摄入量 5 g，油脂摄入量 15 g，肉蛋类摄入量约 220 g。近半年来，因先后经历脑梗死、髌骨骨折、母亲骤然去世等重大应激事件，导致情绪持续低落、易感伤心。家庭可利用资源尚可，但缺乏规律性运动。

体格检查

体温 36.2℃，脉搏 76 次 / 分，呼吸 18 次 / 分，血压 126/78 mmHg，身高 158 cm，体重 62 kg，体重指数 24.8 kg/m^2。发育正常，营

养状况中等，体形匀称，自主体位，神志清醒，言语流利，查体合作。皮肤无黄染及苍白，巩膜无黄染，颜面部轻度水肿，颈静脉无充盈及怒张。双肺呼吸音粗糙，未闻及干湿性啰音，叩诊心界不大，心率 76 次 / 分，律齐，各瓣膜听诊区未闻及病理性杂音。腹部柔软，无压痛、反跳痛及肌紧张，肝脾肋下未触及。双手手指及手背部水肿，双下肢轻度水肿。生理反射正常，病理反射未引出。双足背动脉搏动减弱，双膝关节以下皮温降低。

辅助检查

详见表 15-1。

表 15-1 · **患者辅助检查及结果**

时　间	检验、检查项目	检验、检查结果
2022 年 2 月 9 日（本院）	空腹血糖	632 m mol/L ↑
	糖化血红蛋白	8.4% ↑
2022 年 2 月 17 日（本院）	甲状腺 B 超	甲状腺左侧小结节，建议随访
2022 年 2 月 17 日（本院）	心脏超声	未见异常
2021 年 5 月 31 日（外院）	头颅 CT	双侧基底节区少量腔隙性脑梗死
2021 年 2 月 21 日（外院）	眼底照相	糖尿病视网膜病 Ⅰ 、Ⅱ 期

病例讨论与分析

家庭医生讨论

家庭医生陈宇 · 患者为年轻老年女性，在无明显诱因的情况下，出现颜面部、双手及双下肢水肿已达2月余。结合患者长达20余年的糖尿病病史，且偶尔出现泡沫尿，尽管尿微量蛋白检测结果为阴性，但仍需高度警惕糖尿病肾病的可能性。

家庭医生陶文勤 · 患者出现颜面部、双手及双下肢的水肿，表现为典型的全身性水肿症状。患者既往有糖尿病病史，且出现泡沫尿，提示可能存在早期糖尿病肾病，但目前肾功能检查结果正常，因此我认为目前诊断糖尿病肾病的依据尚不充分。此外，患者的甲状腺功能及自身免疫性抗体全套检测结果均为阴性，心超和肝肾功能检查亦无异常，且无激素类药物使用史。对于该患者水肿的具体原因，我感到较为困惑。

家庭医生王雯雯 · 患者无明显诱因下出现颜面部、双手及双下肢的水肿，尤以初始眼睑部水肿最为显著，这与肾性水肿的起病特征较为吻合。然而，肾性水肿通常伴有蛋白尿和（或）血尿、高血压、肾功能损害等症状，而根据患者目前的实验室检查结果，尚缺乏充分依据。鉴于患者偶有泡沫尿，单次尿微量蛋白阴性并不能完全排除早期糖尿病肾病的可能性，因此赞同陈宇医生的建议，对患者进行尿微量蛋白的随访监测。

俞卓伟教授分析

✧ 首先需判定水肿为全身性还是局部性，该患者表现为全身性水肿，需考虑心源性、肾源性、肝源性、营养不良性以及其他潜在因素所致。心源性水肿通常首发于下肢，体格检查常见颈静脉怒张、双下肢水肿、心脏浊音界扩大等症状，结合患者体格检查及心脏超声报告，心源性水肿暂可排除。至于肝源性及营养不良性水肿，目前证据尚不充分。此外，患者甲状腺功能 5 项及自身免疫相关抗体检查均为阴性，故甲状腺功能减退和自身免疫性疾病亦不考虑。关于药物性因素，常见如肾上腺皮质激素、性激素类，但患者无相关用药史，故此因素亦可暂排除。

✧ 关于此案例，大家或许忽视了一个关键细节：该患者已被明确诊断为糖尿病周围神经病变，且伴有微循环障碍的病理生理基础。长期血糖控制不理想，血糖波动较大，导致血管通透性增加，使得血浆中的蛋白质、白细胞等大分子物质易于透过毛细血管壁进入组织间隙，进而引起组织液浓度升高，形成水肿，这无疑是导致患者此次水肿的主要因素之一。此外，患者近一年来严格遵循低钠、低脂饮食控制，并出现乏力症状，加之近期应激事件频发，导致情绪低落、睡眠障碍，这也可能是引发水肿的另一重要原因。

✧ 因此，我们需通过优化降糖治疗方案，并制定个性化的饮食与运动计划，待血糖稳定后，再进一步观察水肿是否有所缓解。同时，结合前述大家的讨论建议，我们还需进一步完成 24 小时尿液检查及尿白蛋白 / 肌酐测定，以排除肾小球肾炎和早期肾病的可能性。

全科诊疗思路与过程

综合评估

1. 诊断及诊断依据

(1) 水肿（原因待查）：依据患者当前的症状、体征，以及各项检验和检查结果，仍未能明确水肿的具体成因。需进一步完善相关检查，以排除肾小球肾炎和早期肾病的可能性。

(2) 2 型糖尿病合并糖尿病视网膜病变及周围神经病变：患者具备 20 余年糖尿病病史，出现视物模糊症状，眼底照相结果显示糖尿病视网膜病变处于Ⅰ、Ⅱ期，查体发现双足背动脉搏动减弱，双膝关节以下皮肤温度降低。结合上级医院的诊断结果，故此诊断明确。

(3) 原发性高血压（3 级，很高危）：患者目前口服缬沙坦（80 mg，每日 1 次），血压控制效果良好。既往最高血压曾达 170/90 mmHg，且有糖尿病病史，故诊断明确。

(4) 腔隙性脑梗死（基底节区）：依据患者临床表现及头颅 CT 检查结果，可明确诊断。

(5) 右侧髌骨内固定术后：患者具备明确的手术史，诊断明确。

2. 危险因素：患者右侧髌骨骨折后运动功能受限，近期遭遇应激事件，情绪低落，容易伤感。

3. 健康问题：患者血糖控制不佳。

4. 并发症及其他临床状况：目前无并发症记录。患者合并患有高血压、糖尿病、脑梗死及骨折术后康复中。

5. 患者受教育水平较为普通，过去对疾病的认知和重视程度较低，但在近 1 年内对疾病的认知和重视程度有所提升，依从性良好，家庭可利用资源及社会支持尚可。

治疗方案

1. 完善相关检查：血电解质及 24 小时尿液电解质、尿微量蛋白、尿微量蛋白 / 尿肌酐、尿 κ－轻链、尿 λ－轻链、尿 $β_2$－微球蛋白、尿 $α_1$－微球蛋白测定。

2. 调整降糖治疗方案：在早餐前增加盐酸二甲双胍缓释片 1.0 g，晚餐前同样增加 1.0 g；此外，早餐前口服盐酸吡格列酮 30 mg。

3. 指导患者进行自我血糖监测，并详细记录监测结果。

4. 心理疏导方面，积极鼓励患者在右下肢目前活动不便的情况下，选择适宜的运动方式，走出家门，以放松心情。

随访

患者于 2022 年 3 月 12 日前往俞卓伟教授的教学门诊进行复诊。颜面部及双手部的水肿已消退，双下肢水肿较前显著减轻。情绪与精神状态均得到明显改善。自我血糖监测记录显示，血糖水平控制在理想范围内。相关辅助检查结果详见表 15－2。

表 15－2 · **患者辅助检查及结果**

时　间	检验、检查项目	检验、检查结果
2022 年 2 月 25 日（本院）	肾功能尿液检查	24 小时尿钠 97 mmol/24 h（130～260 m mol/24 h）
		24 小时尿氯 95.8 mmol/24 h（170～250 mmol/24 h）

续　表

时　间	检验、检查项目	检验、检查结果
2022 年 2 月 25 日（本院）	血钠	135 mmol/L（135～145 mmol/L）
2022 年 2 月 25 日（本院）	N 端-B 型钠尿肽	正常
2022 年 2 月 25 日（本院）	空腹血糖	6.1 m mol/L
	早餐后 2 小时血糖	7.4 mmol/L
2022 年 3 月 6 日（本院）	空腹血糖	6.2 m mol/
	午餐后 2 小时血糖	7.8 mmol/L
2022 年 3 月 10 日（本院）	空腹血糖	6.2 m mol/L
	晚餐后 2 小时血糖	7.3 mmol/L
	果糖胺	224 μmmol/L

家庭医生心得感悟

✧ 水肿在全科门诊中是最常见的症状之一。该症状在门诊中频繁出现，局限性水肿通常可根据其症状和体征进行鉴别，而全身性水肿则多数情况下需从心源性、肾源性、肝源性、营养不良性、甲状腺功能减退及药物性等多个方面进行综合考量。

✧ 家庭医生必须熟记并发症的相关知识。对于糖尿病各类并发症的病理生理变化需深入了解，以便在患者出现新症状时，能够首先从基础疾病入手，迅速查明病因。

✧ 重视在职人群的慢性病管理至关重要。该病例显示，患者在很长一段时间内对糖尿病的认知严重不足，尤其是在工作期间，常抱有“只要按时服药即可”“糖尿病很常见，打了胰岛素就能控制”“年轻不会有大问题”等错误观念。直至退休后进行全面检查，发现视网膜病变、周围神经病变、脑梗死等并发症，才深刻认识到控制血糖的重要性。因此，对于家庭医生而言，必须提前介入在职人群的慢性病管理，结合当前的功能社区签约服务，未来需进一步加强糖尿病等慢性病的健康宣教，实施“因材施教”式的精准科普，确保相关信息有效传递到患者身边。

专家划重点

· 糖尿病神经病变是糖尿病常见的慢性并发症之一。它属于一组临床表现多样的异质性疾病，病变范围可涉及中枢神经和周围神经。其症状表现丰富，包括对低血糖的无感知、静息状态下的心动过速、体位性低血压、胃轻瘫、便秘、腹泻、勃起功能障碍、神经源性膀胱以及泌汗功能异常等。这些症状一旦出现，将显著降低老年糖尿病患者的生活质量。因此，全科医生必须对这些知识有深入了解。

· 老年糖尿病患者相较于非糖尿病老年人，发生抑郁的风险显著更高，然而这一现象却容易被忽视。抑郁和焦虑情绪可能降低老年糖尿病患者的治疗依从性，导致血糖难以有效控制。在全科门诊中，医务人员应熟练掌握老年抑郁量表等简化筛查工具，以便进行早期识别。

· 在临床实践中，糖尿病微循环障碍不仅对以微血管病变为主的糖尿病肾病、糖尿病视网膜病变和糖尿病神经病变产生显著影响，而且在由大血管病变与微血管病变共同作用的糖尿病足的发生和发展过程中，亦扮演着至关重要的角色。

参考文献

[1] 中华医学会糖尿病学分会神经并发症学组 . 糖尿病神经病变诊治专家共识（2021 年版）[J]. 中华糖尿病杂志，2021，13（6）：540-557.

[2] 国家老年医学中心，中华医学会老年医学分会，中国老年保健协会糖尿病专业委员会 . 中国老年糖尿病诊疗指南（2024 版）[J]. 协和医学杂志，2024，15（4）：771-800.

[3] 中国微循环学会糖尿病与微循环专业委员会 . 糖尿病微循环障碍临床用药专家共识（2021 年版）[J]. 中国医学前沿杂志（电子版），2021，13（4）：9.

病例 16

攻克疾病堡垒，身心同治是关键
用双心医学模式解“双心”疾病

家庭医生 · **黄天明　乔莉华**

病例概述

病史摘要

1. 现病史：患者，男性，52 岁。2023 年 4 月，患者因“心前区疼痛 1 天”前往外院急诊就诊，心电图及心肌酶谱检查提示“急性前间壁心肌梗死”。随即，患者接受了支架植入术，在左冠状动脉前降支置入 1 枚支架，胸痛症状得以缓解。出院后，患者得知自己被诊断为“冠心病”，并需每日服用氯吡格雷等 4 种药物，由此开始出现焦躁不安的情绪，频繁上网查阅疾病相关信息。家属和同事反映，患者每日心事重重，对轻微的身体不适反应过度，长时间处于紧张状态。2023 年 7 月 3 日，患者前往家庭医生处就诊，家庭医生进行了心理疏导并开具氟哌噻吨美利曲辛片，患者紧张情绪略有缓解，但依然存在明显的焦虑，且因担心再次发生心肌梗死而导致睡眠障碍，每日睡眠仅 2～3 小时。自发病以来，患者食欲尚可，夜间睡眠质量差，二便正常，近 3 个月体重减轻 3 kg。

2. 既往史：患者有原发性高血压病史长达 10 年，血压最高曾达 160/ 100 mmHg。平时服用氯沙坦钾片，血压控制良好，稳定在 130/80 mmHg。否认患有其他慢性疾病。

3. 婚育史：患者否认冶游史，已婚已育，育 1 子。

4. 个人史：患者生于上海，否认饮酒史，有吸烟史 20 余年，每日吸烟 1 盒（约 20 支）。

体格检查

体温 36.4℃，脉搏 86 次 / 分，呼吸 18 次 / 分，血压 142/80 mmHg，身高 172 cm，体重 70 kg，体重指数 23.66 kg/m^2。发育正常，营养中等，体形匀称，自主体位，神志清晰，言语流畅，查体合作。皮肤无黄染及苍白，巩膜无黄染。双肺呼吸音清晰，未闻及干、湿啰音。叩诊心界无扩大，心率 86 次 / 分，律齐，各瓣膜听诊区未闻及病理性杂音。腹部柔软，无压痛、反跳痛及肌紧张，肝脾肋下未触及，双下肢无水肿。生理反射存在，病理征未引出。

辅助检查

详见表 16-1。

表 16-1 · **患者辅助检查及结果**

时　间	检查项目	检　查　结　果
2023 年 4 月 16 日 （外院）	心电图	V1～V3 导联 ST 段弓背向上抬高 T 波部分倒置
2023 年 7 月 10 日	心电图	窦性心律 V1～V3 导联 T 波低平

续　表

时　间	检查项目	检　查　结　果
2023 年 7 月 10 日	血生化	糖化血红蛋白 60 g/ L 低密度脂蛋白 2.2 mmol/L 尿酸 424 μmmol/L 其余基本正常

病例讨论与分析

家庭医生讨论

家庭医生 1 · 患者为中年男性，冠心病诊断明确，急性前间壁心肌梗死后已成功置入支架。综合考虑患者目前存在的心血管疾病危险因素，包括高血压、吸烟及久坐的生活方式等，术后需长期服用降压药、他汀类药物、抗血小板聚集药物，并配合戒烟及心脏康复运动。除了对疾病本身的担忧，这些生活方式的改变也给患者带来了巨大的心理压力，进而影响了其睡眠质量。对于这类“焦虑”患者，若氟哌噻吨美利曲辛片无法有效缓解症状，对我们全科医生而言无疑是一种挑战。在此情况下，我可能会考虑进行转诊。

家庭医生 2 · 患者冠心病诊断已明确，当前首要任务是解决患者的心理情绪问题，建议请心身医学科进行会诊，并通过适当药物治疗以改善睡眠和缓解焦虑症状。其次，针对冠心病本身，需全面检查患者的血压、血脂、血糖等指标，因担忧再次发生心肌梗死亦是患者焦虑的重要因素。

俞卓伟教授分析

✧ 患者冠心病诊断已明确，情绪问题对其工作和生活造成了严重影响。现年 52 岁，尚未退休。“冠心病”诊断“带帽”成为患者焦虑的关键因素，患者担忧这一诊断将伴随终身，且需长期服用抗血小板聚集和他汀类药物。诸如“长期服药是否会有副作用”“是否会再次发生心肌梗死”等问题，严重困扰着患者的内心。

✧ 这位患者的冠心病与心理状况需综合考量，属于典型的“双心疾病”。需探究患者在心肌梗死发生前的心理状态，是否存在紧张焦虑。此次心肌梗死作为重大事件，对其心理构成应激反应；心肌梗死导致脑血流减少，影响认知功能，心肌受损释放的炎症因子亦影响中枢神经系统，这些因素直接作用于心理层面。若心理疾病未及时干预，患者长期处于紧张状态，将增加缺血性心脏病及心肌再梗死的风险。

✧ 这位患者的健康问题要用双心医学模式来解决，包括心血管疾病治疗和精神心理（包括睡眠）情况。关于精神心理（包括睡眠）治疗，我们今天请到了心身医学科黄医生来一同会诊。

心身医学科黄天明医生

✧ 在此次会诊前，我已亲自询问了患者的病史，进行了详细的体格检查，并完成了患者健康抑郁量表（PHQ-9）和广泛性焦虑障碍量表（GAD-7）的评估，PHQ-9 评分为 8 分，GAD-7 评分达 18 分，诊断为中-重度焦虑，需进行药物干预。药物选择方面，首要考虑的是药物的心血管安全性，其次关注抗焦虑、抑郁药物的疗效。国际大型临床试验表明，选择性 5-羟色胺再摄取抑制剂在治疗心肌梗死或不稳定性心绞痛合并抑郁方面，兼具良好的效果和安全性，患者获益显著。舍曲林作为选择性 5-羟色胺再摄取抑制剂，联合阿普唑仑使用，10 天后，患者的焦虑、抑郁症状及睡眠质量均得到明显改善。此外，我与家庭医生协作，对患者进行了 6 分钟步行试验，并制定了中等强度的运动处方，包括每周 5 次、每次 45 分钟的快走有氧运动，以及哑铃 3 kg、5 组、每组 12 个的抗阻训练。

全科诊疗思路与过程

综合评估

1. 诊断及诊断依据

(1) 双心疾病：患者为中年男性，具有明确的急性前间壁心肌梗死病史，在急性心肌梗死后出现中至重度焦虑症状，因此考虑诊断为双心疾病。

(2) 冠状动脉粥样硬化性心脏病、前间壁心肌梗死后、支架植入术后：患者有心前区疼痛病史，心电图及心肌酶谱检查提示急性心肌梗死，有明确的支架植入术病史，因此诊断明确。

(3) 中-重度焦虑：患者在过去一年中，在工作和日常生活中明显表现出严重的焦虑和过度担忧（例如频繁查阅心脏相关资料、轻微躯体不适即引发剧烈紧张感，且伴随睡眠等生理指标的显著变化），PHQ-9 量表评分为 8 分，GAD-7 量表评估得分高达 18 分，据此可诊断为焦虑症。

(4) 原发性高血压（2 级，极高危）：患者自述血压升高已逾 10 年，长期规律服用降压药物，血压控制状况稳定。最高血压记录为 160/ 100 mmHg，且伴有心肌梗死病史，故诊断结果明确。

2. 对比心血管疾病的主要危险因素：糖尿病前期，低密度脂蛋白未达标。附该患者存在的危险因素详见表 16-2。

3. 并发症与其他临床情况：暂无。

4. 患者对疾病持有高度关注，对症状的管控极为重视。该患者为中年男性，对生活质量有着较高的期望，且依从性良好。家庭关系和谐，家庭内部可利用资源及社会支持体系均较为完善。

表 16-2 · **患者存在的危险因素**

危 险 因 素	是 否 存 在
高血压	是
血脂异常	是
吸烟	是
糖尿病伴微量白蛋白尿	否
肥胖	否
久坐的生活方式	是
酒精过量摄入	否
营养不善	否
心理压力	是

治疗方案

1. 完善相关检查，包括空腹血糖、糖化血红蛋白、血脂及肝肾功能等项目。

2. 心理科综合干预措施，包括抗焦虑药物和助眠药物的运用，辅以心理治疗，旨在帮助患者有效解决情绪和睡眠问题，并逐步纠正其认知偏差，使其正视自身疾病。在医务人员的专业指导下，患者将积极接受治疗，定期进行评估，以期早日重返正常生活。

3. 冠心病的二级预防针对已知风险，主要涵盖生活方式管理和生物医学风险因素的目标管理两大方面。① 生活方式管理：包括营养指导、运动处方以及戒烟干预等措施。② 生物医学风险因素的目标管理：血压控制在 130/80 mmHg 以下；血脂控制低密度脂蛋白胆固醇在低于 1.8 mmol/L 范围内；使用抗血小板聚集药物。

随访

2024 年 1 月，经过半年的系统治疗，患者的焦虑抑郁症状显著缓解，能够理性看待疾病本身，坦然接纳自我，情绪稳定，睡眠质量良好，成功重返家庭和社会。

家庭医生心得感悟

✧ 原先对“双心疾病”的理解仅停留在表面，双心并非仅仅是心脏疾病和心理疾病的简单叠加。通过病例讨论，深入了解了“双心”之间的相互影响及其致病机制。作为家庭医生，需提前介入，对患者及其家庭进行健康教育和情感支持，并及时进行综合评估。当患者精神压力巨大，导致睡眠障碍时，应主动邀请心身医学科会诊，精准用药，为患者解决健康问题。

✧ 在应用双心医学模式为病患解决健康问题的过程中，家庭医生需与病患共同评估心血管疾病的危险因素，逐一排查。对于已存在的危险因素及其应对措施，必须向病患详细说明。例如，这位病患的体重指数为 23.6 kg/m²，未达到肥胖标准；虽无糖尿病，但若血糖超过 5.8 mmol/L，则需进行糖耐量试验以排除糖耐量异常；鉴于其高血压病史，血压需控制在 130/80 mmHg 以下，日常饮食应低盐；运动处方亦需明确具体，以便病患对照执行。这些措施不仅有助于预防心血管疾病的再次发作，还能有效减轻患者的心理负担。

✧ 需向社区民众普及“双心疾病”的相关知识，借助网络平台、媒体以及线下义诊等多种渠道开展科普教育。重点介绍胸痛、心悸等症状的应对措施和自救方法，缓解患者对“再发”的恐惧心理，助力双心疾病患者实现真正的双心康复。

✧ 其他全科问题，亦可通过早期引入心身医学科的专业力量，实现学科间的交叉协作，从而多维度、主动地为患者排忧解难。

专家划重点

· 双心医学（psycho-cardiology），亦称心理心脏病学或行为心脏病学，是一门专注于探讨和处理心脏疾病与情绪、社会环境及行为之间相互关系的科学。

· 心脏病患者常受到反复出现的躯体不适症状的困扰，如胸闷、胸痛、心悸、晕厥及心前区不适等。若患者同时具备以下 4 种情况中的3种，则高度提示其可能存在心理障碍：① 发病前可能存在显著的心理社会应激因素，且这些因素贯穿疾病的发展过程。② 物理检查可能揭示与体征不符的躯体症状，实验室客观检查结果与主观症状不一致。③ 患者表现出焦虑、抑郁和/或失眠的临床症状，焦虑、抑郁评分或躯体化症状评分超出参考值。④ 采用抗焦虑、抑郁药物对症治疗能够改善其临床症状。

· 心血管疾病引发心理疾病的机制主要涵盖以下3个方面。① 心功能障碍导致有效循环血量减少，进而引发脑部缺血，特别是颞叶、丘脑及海马等区域的血流量显著下降，造成患者认知功能障碍。② 循环血量下降促使血管紧张素Ⅱ分泌增加，诱发脑细胞遭受缺血再灌注损伤，如活性氧增多和钙超载，导致神经元萎缩及突触损伤。③ 心肌受损引发的局部炎症反应产生的急性期蛋白和炎症因子随血液循环进入大脑，引发脑部炎症，进而影响中枢神经系统的正常功能。

· 心理疾病引发心脏疾病的机制主要涵盖两个方面。① 通过自主神经系统调节心脏的舒张与收缩，通过促进钙超载、延长心房动作电位时间及释放神经肽，诱发心房颤动和心律失常。② 下丘脑–垂体–肾上腺（HPA）轴通过释放糖皮质激素，使人体处于紧张和警戒状态，从而增加缺血性心脏病和心肌梗死的风险。

· 抗焦虑、抑郁的药物选择。对于中度及以上焦虑、抑郁患者，伴有躯体症状的轻度焦虑、抑郁患者，以及惊恐发作患者，须进行药物干预。药物选择的原则是，首先考虑药物的心血管安全性，其次评估其抗焦虑、抑郁的疗效。目前，国际上的研究显示，针对冠心病合并抑郁患者的干预治疗试验结果表明，选择性 5-羟色胺再摄取抑制剂在治疗心肌梗死或不稳定性心绞痛合并抑郁的患者时，能够同时兼顾疗效与安全性。

· 祖国传统医学底蕴深厚，秉承“双心同治”的治疗理念，在中医医生的精准辨证指导下，亦可作为辅助治疗手段。

参考文献

[1] 中华医学会，中华医学会杂志社，中华医学会全科医学分会，等. 冠心病心脏康复基层指南（2020 年）[J]. 中华全科医师杂志，2021，20（2）：16

[2] 张瑾怡，张世忠. 心血管疾病与心理疾病流行病学及相关机制研究新进展 [J]. 中国全科医学，2024，27（08）：893-899.

[3] 约翰·莫塔，吉尔·罗森布拉特，贾斯汀·科尔曼，等. 莫塔全科医学 [M]. 8 版. 梁万年，祝墡珠，杜雪平，等主译. 北京：人民卫生出版社，2023.

病例 17

心理支持为首的综合管理
重视高血压患者非药物治疗

家庭医生 · **方红**

病例概述

病史摘要

1. 现病史：患者，男性，42 岁。患者于半月前无明显诱因出现食欲不振症状，伴有胸部不适，但无明显胸痛或呼吸困难。胸部不适发作时，自测血压高达 200/110 mmHg，口服降压药后血压降至 170/100 mmHg，胸部不适随之缓解。进一步追问病史，患者生活习惯较差，经常熬夜，饮食以外卖为主，出现泡沫尿，并有便秘问题，常使用开塞露通便。患者自觉上述症状与口服地平类降压药相关，不愿与他人沟通，治疗依从性较差。

2. 既往史：患者有高血压病史 3 年余，血压控制不佳。近 2 年来发现空腹血糖升高，最高时达到 10 mmol/L，经上海某三甲医院确诊为 2 型糖尿病。患者未遵循医嘱规律监测血糖，未规律服用降糖药物，亦未按医嘱控制饮食。此外，患者有高脂血症病史，未规律服用降脂药物，同样未按医嘱控制饮食。半年前发生腔隙性脑梗死，既往有肝功能异常病史，曾服用“护肝片”等保肝药物，肝功能时有异常。否认慢性支气管炎、慢性胃炎等其他慢性器质性疾病史。否认结核、肝炎等传染病史，亦无食物药物过敏史。

3. 婚育史：患者否认冶游史，已婚已育，育有 1 子。

4. 个人史：患者否认吸烟史，但有饮酒习惯，每日饮用白酒 50～100 g。夫妻关系欠佳，目前处于离异状态。生活作息紊乱，频繁熬夜。其父因病去世，日常生活部分依赖母亲照料。

体格检查

体温 36.8℃，脉搏 78 分，呼吸 18 次 / 分，血压 142/90 mmHg，身高 172 cm，体重 87 kg，体重指数 29.4 kg/m^2。神清，皮肤黏膜无瘀点和瘀斑，全身浅表淋巴结未及肿大。咽无充血，双肺呼吸音清，未闻及干湿性啰音。心率 78 次 / 分，律齐，各瓣膜区未及明显杂音。腹平软，无压痛，未及明显包块，肝脾肋下未及，移动性浊音（–），肠鸣音 4 次 / 分。腹主动脉、两侧肾动脉、髂动脉听诊区未闻及血管杂音。四肢肌力 V 级，肌张力正常，双下肢无水肿，生理反射存在，病理征未引出。

辅助检查

详见表 17–1。

表 17–1 · **患者辅助检查及结果**

时　间	检查项目	检　查　结　果
2019 年 4 月 16 日（外院）	头颅 CT	左侧基底节区腔隙性缺血灶

续　表

时　间	检查项目	检 查 结 果
2019 年 11 月 6 日（我院）	动态血压	24 小时平均血压平均值 184/114 mmHg 晚间血压平均值 178/106 mmHg 白天血压平均值 179/104 mmHg 所测血压负荷收缩压中-重度增高，舒张压增高
	心电图	窦性心律 房性期前收缩（偶见） 室性期前收缩（偶见） T 波改变（V5-V6） 电轴左偏
	彩色多普勒超声	脂肪肝 胆囊、胰腺、脾未见占位 双侧肾上腺区未见明显占位
	胸片	双肺纹理增加 双侧肋膈角锐利 未见心影增大
	血常规	白细胞计数 8.54×10^9/L 红细胞计数 4.88×10^{12}/L 血红蛋白 160 g/L 血小板 215×10^9/L
	尿常规 + 尿微量白蛋白	尿白细胞阴性 镜检白细胞 1～2/HP 尿微量白蛋白 45 mg/L 尿肌酐 29 mmol/L 尿蛋白 / 尿肌酐 1.55 mg/mmol

续 表

时 间	检查项目	检 查 结 果
2019 年 11 月 6 日（我院）	生化检查	γ-谷氨酰转肽酶 [illegible] U/L ↑ 乳酸脱氢酶 2[illegible] U/L ↑ 丙氨酸氨基转移酶 78 U/L ↑ 天冬氨酸氨基转移酶 22 U/L 总蛋白 70 g/L 白蛋白 43 g/L 总胆红素 12.7 μmol/L 直接胆红素 3.9 μmol/L 尿酸 423 μmol/L ↑ 肌酐 101 μmol/L 尿素氮 4.8 mmol/L 肾小球滤过率 89.2 mL/(min · 1.73 m^2) 总胆固醇 [illegible] mmol/L ↑ 甘油三酯 2.36 mmol/L ↑ 高密度脂蛋白 0.87 mmol/L ↓ 低密度脂蛋白 3.96 mmol/L ↑ 空腹血糖 8.79 mmol/L ↑ 血电解质正常
	糖化血红蛋白	7.1% ↑
	心肌酶谱	正常
	同型半胱氨酸	12.5 μmol/L
	甲状腺功能	三碘甲状腺原氨酸 1.[illegible] nmol/L 甲状腺素 103 nmol/L 促甲状腺激素 3.18 μU/mL 游离三碘甲状腺原氨酸 5.54 pmol/L 游离甲状腺素 17.72 pmol/L
	凝血功能	正常
	D-二聚体	0.80 mg/L ↑

病例讨论与分析

家庭医生讨论

家庭医生刘灿 · 患者为中年男性，近期出现纳差症状，并伴有血压控制不理想、胸部不适及便秘等问题。其症状可能与血压控制不佳或地平类药物的副作用有关。建议调整降压药物，并辅以消化酶制剂以改善食欲。

家庭医生郑亦青 · 患者出现泡沫尿症状，不能排除糖尿病肾病导致蛋白尿的可能性。建议进一步进行尿常规检查、尿白蛋白与肌酐比值检测以及 24 小时尿蛋白定量等检查项目。同时，严格控制血糖水平，采用优质蛋白质饮食，以延缓肾病的发展进程。

家庭医生方红 · 同意上述两位医生的看法，患者胸闷症状在血压下降时有所缓解。然而，该患者患有高血压、糖尿病、高脂血症，并曾出现腔隙性脑梗死，多重基础疾病与高危因素并存。因此，建议择期进行冠状动脉 CT 血管造影，以明确冠状动脉病变情况，严防心血管意外的发生。

俞卓伟教授分析

✧ 患者自觉便秘可能与地平类降压药相关。鉴于钙离子拮抗剂种类繁多，建议尝试使用贝尼地平，因其引起的便秘发生率相对较低。同时，需监测 24 小时动态血压，并观察在联合口服替米沙坦时的血压变化情况。

✧ 患者血脂控制不佳，鉴于其肝功能不全的情况，建议采用瑞舒伐他汀或普伐他汀进行降脂治疗，应从小剂量起步，逐步调整至目标剂量。

✧ 适时应用消化酶类药物以缓解患者的纳差症状。在选择这类药物时，通常会根据患者的具体情况，如年龄、体重、病情严重程度以及可能的药物相互作用等因素，来制定最合适的治疗方案。此外，患者在使用消化酶类药物的同时，也应遵循健康的饮食习惯，避免过度油腻或难以消化的食物，以减轻胃肠道的负担。

✧ 以心理支持为首的高血压综合管理，充分发挥家庭医生作为居民“家门口的健康守护人”的优势。

全科诊疗思路与过程

综合评估

1. 诊断：① 原发性高血压 3 级极高危。② 2 型糖尿病。③ 神经衰弱。

2. 存在的危险因素与健康问题：患者正值壮年，生活习惯欠佳，饮食多以高脂高盐的外卖为主，大小便均出现异常。

3. 并发症与其他临床情况：患者既往病史包括高血压、糖尿病、血脂异常、肝功能不全及腔隙性脑梗死。目前出现泡沫尿现象，需高度警惕高血压肾病和糖尿病肾病的潜在风险。

4. 患者较少与他人交流、拒绝就医、治疗依从性低。患者年轻，经济状况可。

治疗方案

1. 将降压药物更换为贝尼地平，同时给予他汀类药物以降低血脂，并使用消化酶制剂来改善食欲。

2. 进行 24 小时动态血压监测，日常持续关注血压变化，适时调整用药方案。

3. 可考虑使用乳果糖以促进通便，并辅以助眠药物来改善睡眠质量。

4. 着重强调调整生活方式的必要性。

5. 针对该患者的特殊情况，充分发挥家庭医生的优势，选择从心理层面入手作为治疗突破口，多次近距离与患者进行深入沟通。

家庭医生和患者及家属沟通管理的心理过程

该患者因夫妻关系破裂而离异，情绪波动剧烈，再加上长期的身体不适和心理重压，导致对治疗缺乏信心，依从性较差。家庭医生在初诊时便敏锐地察觉到，仅靠药物和物理治疗难以触及患者的核心问题，必须从心理层面入手，协助患者重拾治疗信心。

1. 初诊阶段，2019 年 11 月 6 日于诊间测量血压，血压监测仪显示数值为 18/ 102 mmHg。耐心追问病史得知，患者母亲透露，近三个月内实际服药天数不足 20 天，且在沟通过程中表现不配合。

2. 在接下来的半年中，家庭医生定期与患者进行深度交流，全面了解患者的生活习惯、心理状态和家庭关系等多维度情况。在前 1～4 周建立的信任阶段，每周安排一次复诊问诊，进行深度访谈，采用开放式提问，如“您觉得目前的生活节奏是否如同失控的血压计？”通过细致入微的倾听，医生不仅精准把握了患者的心理需求，还逐步构建了稳固的信任关系。凭借专业的心理学知识，医生耐心解答患者的疑惑，协助患者正视自身情绪问题，并引导其逐步走出心理困境。

3. 在 3 个月的时间内，协助患者重塑对服药的认知。通过深入交流与沟通，使患者直观感受到服药与血压降至正常范围之间的关联，进而理解其改善食欲的积极作用。以此为基础，提升患者服药的自觉性，并指导患者利用手机闹铃等工具，建立定时服药的良好习惯。

4. 在医生的指导下，患者开始学习一些基础的心理调适技巧，如深呼吸和冥想，逐步掌握了在应对疾病和生活压力时保持冷静与乐观的方法。医生还倡导患者积极参与家庭及社交活动，以强化社会支持体系，这对患者的情绪稳定产生了积极影响。治疗过程中，特别邀请患者的母亲全程陪同，并对患者每一个细微的进步给予鼓励与赞扬，从而确保患者始终对治疗效果保持信心。

5. 选择恰当的时机，复查动态血压、血液生化指标、体重等，以优化检查结果，并进一步强化患者对服药治疗的认知。

6 经过 24 次深度访谈和 12 次家庭干预，患者对服药的态度发生了颠覆性转变。随着心理状态的逐步改善，患者对治疗的依从性显著提升，服药依从性从 35% 提高至 92%（智能药盒数据）。此外，广泛性焦虑自评量表（GAD−7）评分从 18 分降至 6 分，家庭沟通频次增加了 300%（手机微信记录），晨间血压波动幅度也缩小了 58%。

7. 患者开始严格遵循医生的治疗方案，按时服药、定期复查并坚持康复训练。在家属的全力配合及医生的持续跟踪随访下，患者的病情逐步改善，生活质量亦显著提升。

8. “当医生投入 10 分钟以上的沟通时间，慢性病控制达标率可提升 67% ”。治疗药物和技术手段永远无法替代诊室里家庭医生给予患者的温暖关怀。家庭医生的真正价值，在于以专业素养铸就坚固的铠甲，用共情之心滋养患者的希望，在机械化的医疗流程中，守护社区居民的健康福祉。

9. 经过半年多的共同努力，终于迎来了丰硕的成果。患者不仅情绪稳定，身体状况亦显著改善。患者对家庭医生的耐心与专业精神表达了深切的感激，并对未来充满希望。这一成功案例充分彰显了家庭医生在心理随访和综合治疗中的关键作用，同时也为其他类似患者的治疗提供了宝贵的借鉴。

随访

患者动态血压及各项生化检查指标均呈现显著改善，详见表 17-2。

表 17-2 · 患者辅助检查及结果

时　间	检查项目	检　查　结　果
2020 年 4 月 30 日（我院）	动态血压	24 小时平均血压平均值 142/81 mmHg 晚间血压平均值 145/84 mmHg 白天血压平均值 148/88 mmHg 所测血压负荷收缩压中–轻度增高，舒张压轻度增高
	尿常规	正常

续　表

时　间	检查项目	检　查　结　果
2020 年 4 月 30 日（我院）	生化检查	丙氨酸氨基转移酶 28 U/L 天冬氨酸氨基转移酶 22 U/L 总蛋白 72 g/L 白蛋白 45 g/L 总胆红素 12.5 μmol/L 直接胆红素 3.8 μmol/L 肌酐 78 μmol/L 尿素氮 4.6m mol/L 尿酸 350 μmol/L 总胆固醇 4.5 mmol/L 甘油三酯 1.2 mmol/L 高密度脂蛋白 1.4 mmol/L 低密度脂蛋白 2.6m mol/L 空腹血糖 62 m mol/L ↑
	糖化血红蛋白	61% ↑

家庭医生心得感悟

✧ 在高血压的管理过程中，家庭医生的作用不仅仅局限于药物治疗，更重要的是引导患者进行生活方式的调整以及适时开展心理干预，这在疾病的各个阶段都显得尤为重要。

✧ 通过沟通优化患者的生活方式：对于高血压患者来说，生活方式的改善是治疗的基础环节。无论是早期预防还是后期管理，合理的饮食、适量的运动和良好的生活习惯都至关重要。作为家庭医生，凭借与患者近距离接触的优势，在沟通中协助他们调整生活方式，不仅更易被患者接受，且效果更为显著。

✧ 关注患者随时出现的慢病以外的问题：对于患者出现的慢病以外的症状，如食欲减退，需综合考虑其是否为患者心理问题的反映，综合评估患者的社会和生理多方面状况，进行全面分析，以提供个性化的干预措施。

✧ 高血压慢病的药物治疗：根据患者的血压控制水平，为其选择适宜的降压药物，最大限度地减少药物可能引起的不良反应，确保治疗的安全性和有效性。

✧ 在沟通中表达对患者的关怀：对于社交较少的患者，应定期进行健康随访，在交谈中关注患者的血压控制情况及生活饮食习惯，鼓励患者坚持定时服药和适度运动，并预约家庭医生门诊，这不仅有助于病情监控，还能提升患者的依从性。

✧ 深度沟通在慢性病治疗管理中的重要性：通过定期的深入沟通与随访，可以有效帮助高血压

✧ 深度理解与贯彻慢性病管理新策略：在慢性病治疗尤其是高血压等慢性疾病管理中，新标准倡导灵活、动态的干预路径，重视但不限于药物疗法，更加注重患者生活质量的综合提升。通过定期深度交流，不仅助力患者明晰治疗目标，亦能实时调适治疗计划，有效防范潜在风险。这种全方位、多层次的管理模式，极大提升了患者依从性及治疗效果，为构建和谐医患关系奠定了坚实基础。

专家划重点

· 在慢性疾病管理领域，高血压的治疗不仅涉及生理指标的监控，心理干预同样发挥着关键作用。家庭医生作为患者健康旅程中的持续守护者，致力于采用生物-心理-社会医学的整体视角，为慢性病患者量身定制个性化的心理支持计划，这体现了慢性病治疗和管理的新理念。在具体实施中，我们会运用工具如患者健康问卷（PHQ-9）、广泛性焦虑障碍量表（GAD-7）和匹兹堡睡眠质量指数（PSQI）来识别潜在问题，充分利用家庭生态系统，如开展家庭教育小组活动，以增强家庭支持，全面提升健康管理效果。

· 在高血压患者的治疗过程中，非药物疗法的作用至关重要。通过深度沟通和心理干预等手段，不仅能显著提升治疗效果，帮助患者有效控制血压、血糖和血脂，还能全面提升其整体健康和生活质量。这种全面的管理模式，对高血压患者的长期健康具有至关重要的作用。

参考文献

[1] 中国高血压防治指南修订委员会．中国高血压防治指南（2023年修订版）[J]．中国心血管杂志，2023，28（1）：1-50.

[2] World Health Organization. Guidelines for the pharmacological treatment of hypertension in adults[R]. Geneva: WHO, 2021.

[3] Ogedegbe G. A randomized controlled trial of positive-affect intervention to improve

medication adherence in hypertensive African Americans［J］. JAMA Internal Medicine, 2022, 182(3): 308－315.
［4］李敏．基于移动医疗的高血压患者心理干预模式构建［J］．中华全科医学，2022，20（5）：789－793.
［5］National Institute for Health and Care Excellence. Hypertension in adults: diagnosis and management [EB/OL]. [2024－01－01]. (2025－03－10) https://www.nice.org.uk.

病例 18

胰岛素并不是“打了就不能停”
走出胰岛素的认识误区

家庭医生 · 李娜

病例概述

病史摘要

1. 现病史：患者，男性，70 岁。2001 年，患者首次发现血糖升高，空腹血糖为 6.1 mmol/L；2008 年，空腹血糖升至 6.5～6.8 mmol/L；2009 年，空腹血糖达 9 mmol/L，被诊断为“糖尿病”。随后，患者开始口服格列齐特缓释片（60 mg，每日 1 次）进行降糖治疗，但空腹血糖仍维持在 9 mmol/L，餐后 2 小时血糖为 12～13 mmol/L，糖化血红蛋白约 8%。2017 年，患者患“带状疱疹”后，空腹血糖升至 14.6 mmol/L，餐后 2 小时血糖达 21 mmol/L。为此，调整用药方案为：格列美脲（4 mg，每日 1 次，口服）+ 二甲双胍片（500 mg，每日 2 次，口服）；阿卡波糖片（50 mg，每日 3 次，口服）。尽管如此，患者近一年血糖控制仍不理想，空腹血糖波动于 8～9 mmol/L，餐后 2 小时血糖为 11～12 mmol/L，糖化血红蛋白为 8.8%～9.8%。此外，患者间断性出现胸闷，每次发作持续约 1 小时，多在午后休息时发生，否认情绪激动、活动等诱因，可自行缓解。曾服用阿司匹林进行抗血小板聚集治疗，但因胃部不耐受而停药。建议调整为胰岛素治疗，但患者对胰岛素使用存在抵触心理，予以拒绝。病程中，患者无明显多饮、多尿，无咳嗽、咳痰，无头痛、头晕，无胸痛、心悸，无恶心、呕吐，无腹胀、腹泻，无尿频、尿急、尿痛，无泡沫尿，无视力下降，无皮肤瘙痒等不适。自起病以来，患者精神尚可，食欲正常，睡眠质量佳，二便正常，体重无明显下降。

2. 既往史：患者有高血压病史超过 10 年，血压最高曾达 180/100 mmHg。目前通过苯磺酸氨氯地平片（5 mg，每日 1 次，口服）和酒石酸美托洛尔片（25 mg，每日 1 次，口服）进行降压治疗，血压控制良好。此外，患者伴有高脂血症 5 年余，总胆固醇及低密度脂蛋白胆固醇水平升高，现口服阿托伐他汀片（20 mg，每日 1 次）进行降脂治疗，血脂水平亦得到有效控制。2017 年曾患左腰带状疱疹，遗留神经痛症状。患者否认冠心病、脑血管病病史，无结核、肝炎等传染病史，无手术史，亦无食物及药物过敏史。

3. 婚育史：患者已婚已育，育 1 子。

4. 个人史：患者否认有吸烟及饮酒史。学历为高中，曾从事文职工作，现已退休。每日饮食情况如下：主食摄入量约 200 mg，食盐摄入量 6g ，油脂摄入量 20 g，肉蛋类摄入量约 200 g。每日坚持运动 30 分钟，晚餐后步行 3 km。家庭关系和睦。

体格检查

体温 36.7℃，脉搏 82 次 / 分，呼吸 18 次 / 分，血压 160/100 mmHg，

身高165 cm，体重76 kg，腰围92 cm，体重指数27.9 kg/m^2。神志清晰，呼吸平稳，体型为正力型。皮肤黏膜未见瘀点及瘀斑，全身浅表淋巴结未触及肿大。咽部无充血，双肺呼吸音清晰，未闻及干湿性啰音。心率82次/分，心律整齐，各瓣膜区未闻及明显杂音。腹部平坦柔软，无压痛，未触及明显包块，肝脾肋下未触及，移动性浊音阴性，双下肢无水肿。四肢关节无明显肿大及畸形，四肢肌力Ⅴ级，肌张力正常，生理反射存在，病理反射未引出。

辅助检查

详见表18-1。

表18-1 · 患者辅助检查及结果（本院）

时　　间	检 查 项 目	检 查 结 果
2018年7月7日	空腹血糖	8.8 mmol/L
	糖化血红蛋白	9.0%
	果糖胺	393 μmol/L
	总胆固醇	4.40 mmol/L
	甘油三酯	1.0 m mol/L
	高密度脂蛋白	0.93 mmol/L
	低密度脂蛋白	2.36m mol/L
	肌酐	0.10 μmol/L
	丙氨酸转移酶	15 U/L

病例讨论与分析

家庭医生讨论

家庭医生李娜 · 患者为老年男性，中年起病，明确诊断为 2 型糖尿病，伴有腹型肥胖、高血压及高脂血症，病程较长。既往采用促胰岛素分泌剂、双胍类药物及 α-糖苷酶抑制剂联合降糖，但血糖控制效果不佳。建议进一步完善胰岛素功能检查，密切监测空腹及三餐前后血糖水平，明确当前血糖控制状况，以便更精准地指导用药方案。

家庭医生郑亦青 · 患者当前口服用药剂量尚未达到最大限量，建议调整用药方案为二甲双胍片（500 mg，每日 3 次）+ 阿卡波糖（100 mg，每日 3 次），同时需严格注意饮食控制、加强运动及减轻体重。鉴于患者病程较长，目前糖化血红蛋白水平为 9.0%，血糖控制效果不佳，建议停用格列美脲，改用胰岛素进行降糖治疗。

家庭医生王小冬 · 患者依从性较差，对药物增量和胰岛素使用存在顾虑，这是血糖控制不理想的关键原因之一。患者对胰岛素的认识存在误区，误以为“开始使用胰岛素就意味着病情极为严重”“一旦使用胰岛素便无法停用”。因此，需向患者明确讲解胰岛素的使用方法及其获益与风险，纠正其错误认知。此外，患者病程较长，并发症情况尚不明确，近一年出现胸闷症状，亟须完善冠状动脉 CT 血管造影检查，以排除糖尿病血管并发症等可能性。同时，建议患者每年定期进行糖尿病并发症筛查，实现早诊断、早治疗。

俞卓伟教授分析

✧ 针对该患者，需在生活方式方面给予指导，以辅助控糖：建议增加运动量，每日进行60 分钟中等强度的运动；患者目前的饮食控制情况良好，应继续保持。

✧ 部分患者对胰岛素存在误解，误以为使用胰岛素会对身体造成诸多危害，并认为注射胰岛素会导致依赖，一旦开始便无法停用。为此，我们需引导患者正确认识胰岛素，明确规范使用胰岛素所带来的益处远超过低血糖的风险。

✧ 针对该患者，需深入探究其胰岛功能及胰岛素抵抗状况，全面进行空腹及餐后两小时血糖、C 肽、胰岛素等相关检查。

✧ 患者出现胸闷症状，患有 2 型糖尿病且病程较长，同时合并高血压、高脂血症等危险因素，需进一步通过冠状动脉 CT 血管造影检查以明确是否存在心脏血管病变。若确诊冠脉血管粥样硬化，建议每日清晨空腹口服拜阿司匹林（100 mg），以预防血管并发症；若患者不耐受，可改用氯吡格雷。另低密度脂蛋白胆固醇也要求能达到目标值。

✧ 患者此次血压检测结果未达预期标准，建议进行动态血压检查或加强自我血压监测，以明确血压控制状况，并根据监测结果适时调整降压药物方案。

✧ 患者罹患带状疱疹后遗神经痛，疼痛不仅是影响代谢和血压的关键因素，建议转诊至疼痛科进行诊治，以缓解疼痛症状。

全科诊疗思路与过程

综合评估

1. 诊断及诊断依据

(1) 2型糖尿病：患者为老年男性，血糖升高已持续17年，自2006年起发现血糖异常。2009年，空腹血糖值达到9 mmol/L，超过正常范围（7 mmol/L），确诊为糖尿病。期间，患者伴有高血压、高血脂等代谢综合征表现，进一步支持2型糖尿病的临床诊断。

(2) 原发性高血压病（3级，很高危）：患者有原发性高血压病史超过10年，血压最高达到180/100 mmHg，属于高血压3级。其危险因素包括年龄超过55岁、腹型肥胖、血脂异常，且合并2型糖尿病，因此被分层为很高危。基于以上情况，做出相应诊断。

(3) 高脂血症：根据患者既往病史及辅助检查，诊断明确。

(4) 带状疱疹后遗神经痛：患者于1年前出现左侧腰部的带状疱疹，随后遗留神经痛症状。结合既往病史及现有临床表现，诊断结果明确。

2. 存在的危险因素与健康问题：患者为老年男性，呈现腹型肥胖特征。

3. 并发症与其他临床情况：并发症暂无。合并高血压、高脂血症。

4. 患者依从性较差，家庭关系和谐，其配偶能够有效监督其监测血糖及按时服药。

治疗方案

1. 诊断计划：全面评估胰岛功能（0 分钟、120 分钟）、肝肾功能、血脂、血糖、糖化血红蛋白、尿常规及微量白蛋白，并进行冠状动脉 CT 血管造影等检查；如有必要，进一步实施泌尿系超声、肌电图等检测，以明确靶器官损害的具体情况。

2. 治疗计划

(1) 生活方式干预：每日增加中等强度运动，持续 6 分钟；患者目前饮食控制得当，需继续保持。

(2) 健康宣教及心理疏导：详解胰岛素治疗的益处与潜在风险，教授胰岛素的正确使用方法，阐述糖尿病并发症的危害，以及血糖自我监测的注意事项等。

(3) 药物方案：二甲双胍片（500 mg，每日 2 次，口服）+ 阿卡波糖片（50 mg，每日 3 次，口服）。根据治疗结果适时调整方案，必要时辅以胰岛素治疗。

(4) 建立糖尿病档案，纳入社区糖尿病患者健康管理范畴，定期追踪患者血糖状况，并监测有无药物不良反应等情况。

(5) 建议患者定期前往全科门诊进行复诊。

随访

1. 患者于 2018 年 8 月 7 日前往上级医院内分泌科就诊，并进行了全面检查，检查结果详见表 18-2。

2. 胰岛功能检测结果显示，患者胰岛功能出现了一定程度的下降。为此，医生对降糖治疗方案进行了调整：采用精蛋白锌重组赖脯胰岛素混合注射液（25R）（早 15 U，晚 10 U，皮下注射），配合二甲双胍（500 mg，每日 2 次，口服）和阿卡波糖（50 mg，每日 3 次，口服）。经过对空腹血糖及三餐前后血糖的持续监测，患者的血糖控制状况已有所改善。

3. 患者胸闷症状的原因初步诊断为心肌桥，已排除冠心病的可能。治疗方案中，将酒石酸美托洛尔片替换为琥珀酸美托洛尔缓释片（47.5 mg，每日 1 次，口服），旨在控制心律、降低血压并减轻心脏负担。患者自行监测血压，结果显示血压控制状况良好。

表 18-2 · **患者辅助检查及结果（上级医院）**

时　　间	检 查 项 目	检 查 结 果
2018 年 8 月 7 日	空腹葡萄糖	8.8 mmol/L
	葡萄糖（餐后 2 小时）	13.7 mmol/L
	C 肽（0 分钟）	2.3 ng/mL
	胰岛素（0 分钟）	8.2 mU/L
	C 肽（120 分钟）	4.4 ng/mL
	胰岛素（120 分钟）	20.7 mU/L
	糖化血红蛋白	9.0%
2018 年 8 月 26 日	心电图	窦性心律，心率 86 次 / 分 正常心电图
2018 年 8 月 7 日	冠状动脉 CT	左前降支中段表浅心肌桥

家庭医生心得感悟

✧ 本例患者是一位典型的对胰岛素存在认知误区的糖尿病患

者，其根源在于患者对胰岛素的理解不充分。我们不仅要关注患者的生理状况，更要重视影响患者依从性的社会心理因素，因为这些因素往往直接关系到治疗效果，进而影响患者的预后。

✧ 这也提醒我们家庭医生，在平时进行糖尿病患者管理时，应精准把握患者的疑虑和痛点，有针对性地开展健康宣教，引导患者走出认知误区，提升依从性，最终实现血糖控制达标。

专家划重点

· 胰岛素是由胰腺内的胰岛 β 细胞分泌的一种蛋白质激素，同时也是人体内唯一能够降低血糖的激素。注射胰岛素是通过补充外源性胰岛素来控制血糖的一种临床治疗手段。超过 30% 的患者在经过 10～15 年的口服治疗后，最终仍需依赖胰岛素治疗。当患者血糖控制不佳或长期血糖控制失败时，建议尽早启动胰岛素治疗，并根据患者的具体状况选择适宜的胰岛素类型（如长效胰岛素、预混胰岛素等）。

· 许多患者错误地将胰岛素视为糖尿病治疗的最后手段，认为“一旦开始使用胰岛素，病情就已到了晚期”。这种想法并不正确。病情的严重程度并不直接决定是否需要注射胰岛素。是否需要借助胰岛素来降低血糖，应根据患者的具体情况来决定，每个人的情况都是独特的。在体内胰岛素水平不足时，补充胰岛素是必要的。适时使用胰岛素能够迅速帮助患者将血糖维持在正常水平，降低糖尿病并发症的风险，并有助于保护胰岛 β 细胞的功能，从而延缓糖尿病的进程。

· 关于“胰岛素打了就再也不能停”的说法，实则毫无科学根据。众多患者使用胰岛素后难以停用，完全是基于病情的实际需求。短期的胰岛素强化治疗能够有效促进长期血糖控制的改善，部分患者在经过胰岛素治疗后，自身胰岛素分泌功能得以恢复，甚至可以重新改用口服降糖药物。具体的用药方案均依据患者的具体病情而定，绝不可一概而论。

参考文献

[1] 中华医学会糖尿病学分会. 中国糖尿病防治指南（2024版）[J]. 中华糖尿病杂志，2025，17（01）：16-139.

[2] 中华医学会《中华全科医师杂志》编辑委员会，《基层2型糖尿病胰岛素应用专家共识》编写专家组. 基层2型糖尿病胰岛素应用专家共识[J]. 中华全科医师杂志，2021，20（7）：11.

[3] 中华医学会糖尿病学分会. 中国2型糖尿病防治指南（2020年版）[J]. 中华糖尿病杂志，2021，13（4）：95.

病例 19

社区诊疗中的颈椎病之谜
老年患者的头晕与颈椎退变

家庭医生 · **仇明阳　郑亦青**

病例概述

病史摘要

1. 现病史：患者，女性，75 岁。2023 年 7 月，患者无明显诱因逐渐出现头晕不适，并自觉头皮有“发热”感，自测体温正常。无头痛、黑蒙、耳鸣、眼颤、恶心、呕吐、意识障碍、肢体无力、胸闷、胸痛及心悸、盗汗等症状。遂就诊于某二级医院，诊断为脑供血不足，予以丹参酮活血化瘀治疗 10 天，头晕症状略有改善。停药 1 周后，症状再次加重，尤其在早上起床转头时更为明显，遂转诊至某三甲医院神经内科。头颅磁共振检查显示双侧额顶叶白质、基底节区散在异常信号灶，但未见急性梗死灶；颈椎磁共振检查提示椎间盘突出，颈 4–5 水平轻度受压，颈 4 椎体轻度向后滑脱。每日口服拜阿斯匹林 100 mg、普伐他汀 20 mg 及利伐沙班 10 mg，并行血塞通活血化瘀治疗，同时在社区中医科接受颈部康复理疗。病程中症状略有改善，但仍反复发作。后多次转诊至某三甲医院眩晕专科门诊，头颅磁共振血管成像未见明显异常。患者情绪焦虑，诊断为神经官能症，予以谷维素治疗。目前，患者症状较前有所改善，但仍反复，故前来进一步诊治。发病以来，精神尚可，食欲正常，睡眠质量可，大小便如常，体重无明显减轻。

2. 既往史：患者有1年高血压病史，血压最高曾达160/100 mmHg，通过口服沙库巴曲缬沙坦100 mg，血压已控制在正常范围内。否认患有糖尿病等其他慢性疾病。无肝炎、结核等传染病史。2023年6月，患者不慎摔倒，导致腰椎压缩性骨折，接受保守治疗。否认有其他手术或外伤史，无输血史，无药物及食物过敏史，预防接种情况不详。

3. 婚育史：患者否认冶游史，已婚已育。

4. 个人史：患者生于上海，无烟酒史。饮食偏好清淡。目前业已退休，作息时间较为规律。

5. 家族史：患者否认家族中存在遗传性疾病的病史。

体格检查

体温36.6℃，脉搏80次/分，呼吸16次/分，血压130/80 mmHg，体重指数23.2 kg/m^2。发育正常，营养状况中等，体形匀称，自主体位，神志清醒，语言流畅，查体合作；皮肤无黄染、苍白；巩膜无黄染；颜面无水肿；双肺呼吸音稍粗，未闻及干湿性啰音；叩诊心界正常，心率80次/分，律齐，未闻及杂音；全腹柔软，无压痛及反跳痛，无肌紧张，肝脾肋下未触及，双下肢无水肿。四肢肌力正常，肌张力正常，生理反射存在，Hoffman征（+）。

辅助检查

详见表 19-1 和图 19-1。

表 19-1 · 患者辅助检查及结果

时　间	检查项目	检　查　结　果
2023 年 8 月 10 日（外院）	肝功能	丙氨酸氨基转移酶 14 U/L 天冬氨酸氨基转移酶 15 U/L
	血脂	总胆固醇 5.3 mmol/L 甘油三酯 2.11 mmol/L ↑ 高密度脂蛋白胆固醇 0.9 mmol/L ↓ 低密度脂蛋白胆固醇 3.17 mmol/L
	空腹血糖	5.8 mmol/L
	D-二聚体	1.36m g/L ↑
	心电图	正常心电图
2023 年 8 月 11 日	头颅磁共振	双侧额顶叶白质、基底节区散在异常信号灶，考虑脑血管病变所致（可能为血管源性白质高信号）但未见急性梗死灶 老年脑改变
	颈椎磁共振	1 颈椎病，骨质增生，髓核变性，颈 3-7 椎间盘突出，椎管狭窄，颈 4-5 水平轻度受压，颈 4 椎体轻度向后滑脱 颈椎诸骨信号欠均匀，颈 4-5 终板退变改变
2023 年 9 月 20 日	头颅磁共振血管造影	颅内诸静脉窦显影未见明显异常

申请科室：全科医疗科门诊

审核医生：

报告日期：2023-09-20 10:10:56.307

放射学诊断

上矢状窦、下矢状窦、直窦、窦汇、双侧横窦、乙状窦显影好，形态、信号未见异常，腔内未见明显充盈缺损。：颅内诸静脉窦显影未见明显异常。请结合临床、随访。

申请科室：全科医疗科门诊

审核医生：

报告日期：2023-08-11 08:16:39.2

放射学诊断

双侧额顶叶白质、基底节区见散在小斑点状异常信号灶，T1WI病灶呈等或较低信号，T2WI呈高信号，FLAIR上诸灶呈较高信号，DWI未见异常信号。脑沟、裂、池部分稍增宽，双侧脑室系统对称性扩大，中线结构无移位。小脑、脑干结构如常。双侧听神经显示好，形态正常。桥-小脑角区未见明显异常信号。：1、双侧额顶叶白质、基底节区散在异常信号灶，考虑脑小血管病变所致（可能为血管源性白质高信号），但未见明显急性梗塞灶。2、老年脑改变。3、附见：多组副鼻窦及双侧乳突少许炎症。以上请结合临床及其它检查随访。

申请科室：全科医疗科门诊

审核医生：

报告日期：2023-08-11 08:18:46.897

放射学诊断

颈椎序列欠稳，颈4椎体略向后滑脱，生理曲度变直，颈椎诸骨信号略欠均，多个椎体边缘增生变尖。椎间盘在T2WI信号降低，颈3-7椎间盘不同程度突出，压迫硬膜囊前缘，椎管狭窄，颈4-5水平脊髓略受压，脊髓信号未见明显异常。椎小关节及附件未见明显异常。椎旁软组织未见明显异常。颈4-5上下缘椎体见斑片状异常信号灶。：1、颈椎病，骨质增生，髓核变性，颈3-7椎间盘突出，椎管狭窄，颈4-5水平脊髓略受压。颈4椎体略向后滑脱。2、颈椎诸骨信号略欠均，颈4-5终板退变改变。以上请结合临床。

图 19-1 · 患者辅助检查结果

病例讨论与分析

家庭医生讨论

家庭医生刘灿 · 社区患者中，以头晕为主诉的情况较为常见，而头晕的成因既多样又复杂。该患者通过血常规检查，已明确排除贫血的可能性；血压保持正常，亦可排除高血压及直立性低血压的嫌疑。患者症状与体位变化相关，结合颈椎磁共振结果，推测颈椎病的可能性较大。其他如耳石症、心源性因素、神经官能症等，目前证据尚不充分。治疗方面，建议采用理疗，改善生活方式，避免长时间低头使用手机。患者出现头皮发热现象，可能与神经过敏或血管扩张有关，但需进一步观察头皮状况，以排除带状疱疹的早期可能性。此外，患者的症状亦不排除焦虑症的可能，需通过焦虑量表进行评分以明确诊断，必要时可考虑服用抗焦虑药物。

家庭医生黄子钧 · 患者症状提示颈椎病可能性较大。颈椎病是由颈椎骨质增生、椎间盘突出等因素引起的，导致颈脊髓、血管或神经受压迫的疾病。该患者头晕症状显著，初步诊断为椎动脉型颈椎病，系椎动脉受压所致供血不足引起的头晕。为进一步明确诊断，需完善相关检查，如压头实验、牵拉实验等。目前患者血压正常，但仍需持续监测，必要时进行 24 小时动态血压监测。患者血脂偏高，建议进行药物治疗，并复查颈动脉超声。

家庭医生吴娓娓 · 患者颈椎病的可能性较大，后期治疗建议以物理治疗结合中医治疗为主。需密切关注患者的睡眠状况，确保枕头高度适宜，并避免不良生活习惯的影响。

家庭医生杨凯 · 患者椎动脉型颈椎病的可能性较大，必要时需增加专科体格检查。目前建议暂时采取保守治疗，为期 3 个月。在此期间，可使用间歇性颈椎固定装置（如颈托），并辅以非甾体类抗炎药及营养神经药物等治疗手段。

家庭医生乌日娜 · 患者目前血压和心脏状况无明显异常，但仍需进行 24 小时动态血压监测和 24 小时动态心电图检查，同时测量立卧位血压。需进一步追问病史，了解患者的心理因素、生活习惯，以及近期是否有家庭事件等影响因素。

中心主任杨道良

✧ 心因性疾病，曾被称为神经官能症，现更名为躯体化障碍，可通过专业量表进行评估。该量表分为两个部分：① 焦虑抑郁人格评估。② 呼吸、泌尿、消化、心血管四大系统的相关症状评估。如有需求，可前往本中心心身医学科门诊进行详细评估，并接受治疗诊断性药物的使用指导。

俞卓伟教授分析

✧ 患者为 75 岁老年女性，主诉体位相关性头晕（晨起转头时加重）及头皮发热感。影像学检查显示颈椎退行性变（C4～C5 椎间盘突出、椎体滑脱、椎管狭窄）及脑血管白质病变，病程反复，伴有焦虑情绪。前期治疗包括活血化瘀、抗血小板聚集、抗凝、理疗等，效果有限，需进一步鉴别颈椎源性头晕与心因性因素，并优化综合管理。根据颈椎磁共振结果，提示 C4～C5 椎间盘突出、椎体滑脱，存在椎动脉受压迫的可能。头晕与体位变化（转头）相关，符合机械性压迫特点，Hoffman 征（+）提示颈脊髓或神经根受压可能。综合上述临床表现，考虑颈椎病的可能性较大。

✧ 头颅磁共振血管造影未见明显血管狭窄，建议补充经颅多普勒超声、颈部血管超声，评估颈动脉及椎动脉有无扭曲受压变细及相关血流动力学情况。患者焦虑情绪显著，症状反复但无明确器质性病变证据，符合躯体化障碍特点，建议完善广泛性焦虑障碍量表（GAD−7）、患者健康问卷（PHQ−9）等焦虑抑郁量表评估心理状态，必要时试用 SSRI 类药物（如舍曲林）。

✧ 此外，针对其他潜在病因，建议完善动态血压监测，排除隐匿性血压波动；体位性头晕需行 Dix-Hallpike 试验，排除耳石症。腔隙性脑梗死不能完全排除，该病患者中 15%～40% 有头晕、肢体乏力等临床症状。老年脑白质病变也可能独立导致头晕，需结合神经功能进一步评估。

✧ 本病例凸显了老年患者头晕症状的复杂性——颈椎退变、脑血管病变及心因性因素往往交织并存。应摒弃“一元论”的思维方式，重视个体化的整合诊疗策略：优先解决可逆性病因（如颈椎压迫），并同步关注患者的心理状态与代谢风险。治疗目标应着眼于提升患者的生活质量和功能改善，而非仅仅追求影像学上的“治愈”。

全科诊疗思路与过程

综合评估

1. 诊断及诊断依据

(1) 颈椎病：患者存在反复阵发性头晕，发作与转头动作相关，查体 Hoffman 征（+），外院颈椎磁共振提示椎间盘突出，颈 4–5 水平轻度受压，颈 4 椎体轻度向后滑脱。经康复治疗可缓解。根据患者临床表现考虑该诊断，具体分型有待完善颈部血管造影等检查以进一步明确。

(2) 原发性高血压（2 级，高危）：患者目前服用沙库巴曲缬沙坦控制血压有效，既往最高血压 16/ 100 mmHg，故诊断明确。

(3) 血脂异常：患者外院检查甘油三酯 2.11 mmol/L ↑，高密度脂蛋白胆固醇 0.9 mmol/L ↓，故诊断明确。

2. 存在的危险因素与健康问题：患者因头晕反复发作，多次就诊于专科医院门诊，诊断“神经官能症”，存在明显焦虑情绪。

3. 并发症与其他临床情况：暂无。

4. 患者受教育情况良好，依从性好，家庭和睦，家庭可利用资源及社会支持尚可。

治疗方案

1. 营养神经、改善微循环：甲钴胺、维生素 B_1、倍他司汀。

2. 抗栓调脂：阿托伐他汀、氯吡格雷。

3. 颈椎康复治疗：采用牵引配合颈部肌群强化训练等方法，避免长时间低头。

4. 心身医学科门诊进一步就诊，通过量表评估明确躯体化障碍程度。

5. 生活方式调整：睡眠干预措施包括调整枕头高度（与肩同宽），避免颈部过伸或过屈等。结合患者既往腰椎骨折史，加强平衡功能训练及居家环境改造，预防跌倒风险。

6 定期随访复查：复查项目包括颈动脉超声、经颅多普勒超声、血脂及凝血功能监测。

随访

在家庭医生的指导下，患者被推荐至家附近的站点接受颈椎牵引和颈部针灸治疗。与此同时，患者遵循家庭医生的建议，调整了生活方式，并严格按医嘱定时服药，症状相较之前已显著改善。

家庭医生心得感悟

✧ 随着手机的广泛普及，颈椎病的发病率不断攀升，且呈现年轻化趋势。众多年轻白领因长时间低头使用电脑和手机，普遍存在不同程度的颈椎问题。作为家庭医生，针对颈椎病患者，关键在于积极开展健康宣教，劝导其避免长时间低头玩手机，选择适宜高度的枕头，注重颈部保暖，减缓转头动作。症状严重时，应采取局部制动措施（如佩戴颈托），并结合中药和理疗以缓解症状。若经治疗后症状仍未改善，需在评估手术指征后考虑手术治疗。

专家划重点

· 颈椎是脊柱椎骨中体积最小，但灵活性最大、活动频率最高且负重较重的节段。由 7 块颈椎骨构成的紧密复合体，颈椎不仅支撑头部，还保护脊髓神经并具备运动功能。颈椎问题可谓“牵一发而动全身”。

· 颈椎病是临床上常见的多发性疾病，主要由颈椎间盘退变及其继发性改变刺激或压迫邻近组织，引发一系列临床症状的颈椎退行性病变。根据临床表现和病理生理特征，颈椎病可分为颈型、神经根型、脊髓型、交感神经型、椎动脉型、食管压迫型和混合型。除脊髓型及部分保守治疗无效的病例外，绝大多数颈椎病患者首选非手术治疗方案。由于各型颈椎病的临床表现多样且缺乏特异性，临床上的误诊和漏诊现象较为普遍，例如将头晕简单归因于脑供血不足。

· 眩晕综合征作为社区常见疾病，尤其在老年人群中发病率较高，接诊时需详细询问病史、进行全面查体，并做好脑源性、心源性、颈性、前庭性等常见眩晕病因的鉴别诊断，从而制定针对性的进一步检查方案，避免套餐化筛查，以最大限度提高诊断准确性，并控制不合理医疗费用的支出，充分发挥社区家庭医生作为居民健康守门人的重要作用。

参考文献

[1] 张永刚，张宏志．颈椎病的基本概念、分型及诊治原则［J］．中华全科医师杂志，2007，6（3）：135-138.

[2] 岳寿伟，魏慧，邵山．颈椎病评估与康复治疗进展［J］．中国康复医学杂志，2019，34（11）：1273-1277.

[3] 高福芬．老年人眩晕综合征的病因分析［J］．陕西医学杂志，2010，39（04）：473-474+477.

病例 20

复杂心血管疾病的精细化管理
从心肌梗死到心房颤动、心力衰竭的全程追踪

家庭医生 · **杨凯　黄钰**

病例概述

病史摘要

1. 现病史：患者，男性，80 岁。患者于 20 余年前洗澡时突发胸闷、胸痛，心前区呈压榨样闷痛，伴有气急、乏力，但无头晕、头痛、恶心、呕吐，亦无意识障碍及大小便失禁。由单位同事送至上海某二甲医院，诊断为“心肌梗死”，住院 1 周后转至上海某三甲医院行“冠状动脉搭桥术”。出院后长期口服琥珀酸美托洛尔缓释片（47.5 mg，每日 2 次）；拜阿司匹林肠溶片（100 mg，每日 1 次）。半年后胸部不适症状恢复正常。10 年前因“心悸”至上海某三甲医院就诊，诊断为“心房颤动”，并行“射频消融术”。此后，劳累性胸闷逐渐加重，2019 年开始出现双下肢水肿，因“心力衰竭”多次在上海某三甲医院住院治疗。2023 年 9 月底因“心房颤动”复发，再次在该院行“射频消融术”。术后出院，口服拜阿司匹林（100 mg，每日 1 次）及硫酸氢氯吡格雷片（75 mg，每日 1

次）抗血小板聚集；心房颤动发作时使用胺碘酮转复窦性心律；沙库巴曲缬沙坦钠片（50 mg，每日 2 次）控制血压及抗心力衰竭；达格列净（10 mg，每日 2 次）控制血糖及抗心力衰竭；托拉塞米（10 mg，每日 1 次）及螺内酯（20 mg，每日 2 次）减轻心脏容量负荷抗心力衰竭；阿托伐他汀钙片（20 mg，每晚 1 次）调节血脂稳定斑块；美托洛尔缓释片（47.5 mg，每日 1 次）减轻心肌耗氧；利伐沙班（10 mg，每日 1 次）抗凝等药物治疗。

2. 自 2019 年后，患者因行动不便在我院办理家庭病床，家庭医生每周上门查房，观察患者症状、体征变化并调整治疗方案。2024 年 7 月，家庭医生上门查体时发现患者心动过速、心律绝对不齐、心音强弱不等、脉搏短绌，居家行心电图检查发现快速阵发性心房颤动发作，偶有阵发性室上性心动过速发作。告知患者家属病情后，立即转入上海某三甲医院住院治疗。经完善相关辅助检查（表 20－1）、去乙酰毛花苷控制心室率、胺碘酮转复窦性心律、中草药抗心力衰竭等综合治疗后，成功转复窦性心律。2024 年 8 月上门查房时，患者诉乳腺疼痛，家庭医生得知后立即请求上级医院专家会诊，将螺内酯调整为非奈利酮（10 mg，每日 1 次）治疗后，乳腺疼痛消失。家庭病床护士定期上门抽血，监测电解质、凝血功能、肝肾功能等生化指标。

3. 患者自 2025 年 1 月份以来偶有房性期前收缩发作，病情相对稳定。目前上 2 楼时感胸闷、气喘，病来无夜间阵发性呼吸困难，无咯粉红色泡沫痰。自发病以来，患者神志清，精神可，胃纳可，进食及饮水无呛咳，小便正常，便秘，夜眠欠佳，安眠药可缓解，无明显体重减轻。

4. 既往史：患者患有原发性高血压病史超过 5 年，血压峰值曾达 180/110 mmHg，目前通过口服沙库巴曲缬沙坦钠片治疗，血压维持在正常范围内。同时，患者有 2 型糖尿病病史 2 年，目前通过口服达格列净控制血糖，血糖水平亦处于正常范围。此外，患者并发 2 型糖尿病性肾病，现口服非奈利酮（10 mg，每日 1 次）以改善肾功能。患者还有 5 年前列腺增生病史，长期服用非那雄胺（5 mg，每晚 1 次）进行治疗。近一年来，患者出现低钾血症，需口服氯化钾缓释片（0.5 g，每日 3 次）进行调理。患者有失眠症状，每晚需服用唑吡坦助眠。患者否认患有肝炎、疟疾、结核、伤寒、血吸虫等传染病史，无药物过敏史，未使用过激素、化疗等特种药物，且无其他手术和输血史。预防接种情况不详。

5. 个人史：患者否认有疫水疫地接触史，亦否认存在吸烟及酗酒等不良嗜好。

6 家族史：患者否认家族性遗传病史。

7. 婚育史：患者已婚已育，育一儿一女。

体格检查

体温 36.5℃，脉搏 76 次 / 分，呼吸 18 次 / 分，血压 130/80 mmHg，体重指数 24.2 kg/m^2。神志清楚，气息平稳，营养状况良好，发育正常，查体合作，对答切题。全身皮肤及黏膜无黄染，未见瘀斑、瘀点及皮下出血点，无肝掌及蜘蛛痣。胸部可见约 20 cm“冠状动脉搭桥术”切口瘢痕。全身浅表淋巴结未触及肿大。头颅无畸形，头皮完整，毛发稀疏，五官端正。双眼睑无水肿，球结膜无水肿及充血，巩膜无黄染，双瞳孔等大等圆，直径约 3 mm，对光反射存在，眼球活动自如。外耳道无脓性分泌物，乳突无压痛。鼻道通畅，鼻中隔无偏曲，副鼻窦区无压痛。口唇无发绀，牙齿部分缺失，牙龈无肿胀出血，黏膜完整，咽部无充血，双侧扁桃体未见肿大。颈部柔软，无抵抗，颈静脉无怒张，肝颈静脉回流征（−），颈动脉搏动无异常，气管居中，双侧甲状腺未触及肿大，无压痛。胸廓无畸形，肋间隙无增宽，胸壁未见静脉显露，双侧呼吸动度正常对称，双侧触觉语颤对称，未触及胸膜摩擦感，两肺叩诊呈清音，肝上界位于右锁骨中线上第 6 肋间，两肺下界分别位于左右肩胛线上第 10 肋间，移动度为 6 cm，双肺呼吸音粗糙，两肺可闻及少量散在湿啰音，未闻及哮鸣音及胸膜摩擦音。心前区无异常隆起或凹陷，心尖搏动位于胸骨左缘第 5 肋间左锁骨中线内 0.5 cm 处，无抬举样搏动，未触及震颤，心界无扩大，心率 76 次 / 分，律不齐，偶闻期前收缩，各瓣膜听诊区未闻及病理性杂音和额外心音，未闻及心包摩擦音。未触及水冲脉、肱动脉及股动脉枪击音、毛细血管搏动征，双足背动脉搏动存在。腹部平坦，未见腹壁静脉曲张，未见胃肠型及蠕动波，全腹无压痛，未触及反跳痛，无肌紧张，肝脾肋下未触及，未触及肿块，Murphy 征（−），全腹叩诊呈鼓音，肝下界位于肋缘内，肝肾区无叩痛，移动性浊音阴性，肠鸣音不亢进，胃区振水音阴性，未闻及腹部血管杂音。脊柱生理弯曲存在，无畸形，活动度正常，各棘突无压痛及叩击痛。四肢关节无畸形，无关节红肿、关节强直，无肌肉萎缩，双下肢轻度水肿。肛门及外生殖系统正常，直肠指检（−）。四肢肌力 V 级，四肢肌张力未见增高。两侧肢体触觉、痛觉、针刺觉对称，生理反射如双膝反射、腹壁反射对称存在，病理反射未引出，奥本海姆征、戈登征未引出，脑膜刺激征（–），共济运动无法引出。

辅助检查

详见表 20–1。

表 20–1 · **患者辅助检查及结果**

时　间	检查项目	检　查　结　果
2024 年 7 月（外院）	生化功能	B 型钠尿肽 517.4 pg/mL D–二聚体 0.7 mg/L 凝血酶原时间 16.7 秒 国际标准化比值 1.46 部分凝血活酶时间 49.0 秒 总蛋白 64.2 g/L 白蛋白 38.0 g/L 丙氨酸氨基转移酶 7 U/L 天冬氨酸氨基转移酶 12 U/L 碱性磷酸酶 40 U/L 前白蛋白 206.0 mg/L 肌酐 88 μmol/L 尿素氮 7.4 mmol/L 估算肾小球滤过率 67 mL/(min1.73 m^2) 尿酸 312 μmol/L 葡萄糖（空腹）6.14 mmol/L 糖化血红蛋白 6.8% 钾 3.34 mmol/L 钠 140 mmol/L 氯 101 mmol/L 钙 2.21 mmol/L 磷 1.31 mmol/L

续　表

时　间	检查项目	检　查　结　果
2024 年 7 月 （外院）	生化功能	二氧化碳 30.0 mmol/L 胆固醇 4.39 mmol/L 甘油三酯 0.70 mmol/L 低密度脂蛋白胆固醇 2.70 mmol/L 高密度脂蛋白胆固醇 1.17 mmol/L 甲状腺功能正常
2024 年 7 月 （外院）	血常规	红细胞总数 4.04×10^9/L 红细胞压积百分比 38.8% 血红蛋白 124 g/L 淋巴细胞百分比 16.9% 单核细胞百分比 12.8% 嗜碱细胞百分比 1.3% 单核细胞绝对数 0.81×10^9/L 平均血小板体积 11.5 fl
2024 年 7 月 （外院）	尿常规	尿隐血（−） 尿白细胞（−） 尿糖（+++） 尿蛋白（+） 尿酮（−） 尿微量白蛋白 / 尿肌酐 34.6 mg/g
2024 年 7 月 （外院）	粪常规	正常
2024 年 7 月 （外院）	心电图 1	心房颤动（心室率：118 BPM） V1、V3 导联：R 波递增不良（请结合临床） ST 段改变：Ⅰ、aVL、V5、V6：水平型 / 下斜型压低 0.25 mm（请结合临床） T 波改变：Ⅰ、aVL、V4、V6：低平 / 倒置 / 双相

续 表

时 间	检查项目	检 查 结 果
2024 年 8 月（外院）	心电图 2	窦性心动过缓 偶发室性期前收缩 T 波改变：Ⅰ、aVL、V16：低平 / 倒置（请结合临床）
2024 年 8 月（外院）	心电图 3	窦性心律 V1、V4：R 波递增不良（请结合临床） ST 段改变：V4：上斜型抬高 0.25 mm（请结合临床） T 波改变：1、aVL、V3、V6 倒置 / 双相（请结合临床）
2024 年 8 月（外院）	心脏彩色多普勒超声	左心室稍增大 左心室壁收缩活动减弱伴室壁瘤形成可能 二尖瓣、三尖瓣少量反流 主动脉瓣钙化伴少量反流 左心室舒张功能减退 左心室收缩功能减低 心脏射血分数 EF：37%（50%～80%） 左心室缩短分数 18%（>25%）
2024 年 8 月（外院）	头颅 CT	双侧基底节区及侧脑室旁腔隙性脑梗死 老年脑，脑室周围脑白质疏松症

病例讨论与分析

家庭医生讨论

家庭医生 · 患者为 80 岁男性，既往患有心肌梗死、心房颤动、心力衰竭、高血压、糖尿病等多种慢性疾病，病情复杂且需长期多学科综合管理。在 2024 年 7 月的查房中，家庭医生发现患者出现快速阵发性心房颤动，立即进行心电图检查，并转诊至上级医院。上级医院应用洋地黄类药物维持心室律，并使用胺碘酮及时转复窦性心律，充分展现了家庭医生在慢性病管理中的敏锐洞察和及时应对能力。此外，当患者出现乳腺疼痛时，家庭医生迅速调整药物（将托拉塞米、螺内酯更换为非奈利酮），有效避免了药物副作用，进一步提升了患者的生活质量。患者长期存在低钾血症，补充氯化钾缓释片后疗效不佳，其诱因可能为肾小管酸中毒（RTA）。需密切观察患者是否出现乏力、肌无力、多尿、烦渴、骨质疏松等临床表现，并建议进一步完善血气分析、24 小时尿电解质、尿 pH 等辅助检查。若血气分析提示代谢性酸中毒，电解质检查显示低钾血症、低钠血症、高氯血症，尿 pH 在远端 RTA ＞ 5.5、近端 RTA ＜ 5.5，阴离子间隙正常或轻度升高，以及血尿素氮、肌酐、血钙、血磷、尿钙、血醛固酮、肾素活性等检验结果，需明确分型诊断（Ⅰ型远端 RTA、Ⅱ型近端 RTA、Ⅳ型高钾性 RTA），并确定病因（原发性或继发性，如自身免疫性疾病、药物、重金属中毒等）。治疗目标包括纠正酸中毒（使用碳酸氢钠或枸橼酸钠 / 枸橼酸钾合剂，维持血 HCO_3^- 在 22～26m mol/L）、补充钾离子（口服枸橼酸钾，严重低钾血症时静脉补钾，维持血钾在 3.5～5.0 mmol/L）、针对病因治疗（如停用相关药物、治疗自身免疫性疾病）、预防并发症（如补充钙剂和维生素 D 预防骨质疏松，多饮水避免肾结石），并定期随访监测（血钾、血 pH、HCO_3^-、尿 pH 及肾功能），以改善症状和预防长期并发症。

家庭医生 · 患者的基础疾病较为复杂，尤以心血管系统疾病

（如心肌梗死、心房颤动、心力衰竭）最为突出。心肌梗死及冠状动脉搭桥术后，患者目前口服硫酸氢氯吡格雷片（75 mg，每日 1 次）以抗血小板聚集，建议在定期复诊时，根据凝血功能及血栓弹力图结果，调整抗血小板聚集药物的种类及剂量。心房颤动的频繁发作表明患者心律控制难度较大，且伴有较高的血栓栓塞风险，因此抗凝治疗在患者管理中至关重要。目前，患者仅在阵发性心房颤动发作时服用利伐沙班（10 mg，每日 1 次），转复窦性心律后即停药。建议结合凝血功能及血栓弹力图的变化，将利伐沙班剂量提升至 15 mg（每日 1 次），并作为日常用药。此外，患者的心力衰竭症状（如双下肢水肿、活动后胸闷气喘）提示心脏功能不全，目前采用沙库巴曲缬沙坦片、达格列净片、琥珀酸美托洛尔片、非奈利酮片治疗慢性心力衰竭，实施了最新的抗心力衰竭治疗“新四联”方案：血管紧张素受体脑啡肽酶抑制剂（ARNI）或血管紧张素转换酶抑制剂（ACEI）/ 血管紧张素Ⅱ受体拮抗剂（ARB）、钠-葡萄糖共转运蛋白 2 抑制剂（SGLT-2）、β 受体阻滞剂及盐皮质激素受体拮抗剂（MRA）。患者的血糖、血压及钾离子浓度目前控制相对稳定，但仍需密切监测，以防药物调整引发低血糖、低血压或高血钾等不良反应。

临床药师 · 在患者的抗心力衰竭治疗方案中，将螺内酯替换为非奈利酮，有效减轻了水钠潴留，并避免了男性患者因服用螺内酯而引发的乳腺发育症。非奈利酮作为一种非甾体选择性盐皮质激素受体拮抗剂，能够调节盐皮质激素受体和皮质醇激活的基因转录。盐皮质激素受体的过度激活会引发纤维化和炎症。非奈利酮作为强效且选择性的盐皮质激素受体拮抗剂，可阻断上皮（如肾脏）和非上皮（如心脏和血管）组织中盐皮质激素受体介导的钠重吸收及过度激活，且对雄激素、孕激素、雌激素和糖皮质激素受体无亲和力。相比之下，螺内酯是一种甾体类醛固酮受体拮抗剂，通过竞争性结合盐皮质激素受体，阻断醛固酮的作用，主要作用于远曲小管和集合管。其甾体类结构使其通过抗雄激素作用、雌激素样作用及降低睾酮水平，打破了男性体内雄激素和雌激素的平衡，导致乳腺组织增生，进导致乳腺组织增生，从而引发男性乳腺发育症。临床应用时，需根据患者具体情况权衡利弊，合理选择用药。

俞卓伟教授分析

✧ 经过团队的深入讨论，综合患者当前的病史、症状、体征及辅助检查结果，我们明确了 10 项诊断：冠状动脉粥样硬化性心脏病并发心肌梗死、冠状动脉搭桥术后、阵发性心房颤动、慢性心力衰竭、2 型糖尿病、2 型糖尿病性肾病、高胆固醇血症、原发性高血压（3 级，极高危）、前列腺增生及睡眠障碍。该病例无疑是一个复杂性心血管疾病与多重慢性病并存的典型。通过采用血管紧张素受体脑啡肽酶抑制剂（ARNI）+ 血管紧张素 Ⅱ 受体拮抗剂（ARB）+ 钠－葡萄糖共转运蛋白 2 抑制剂（SGLT－2）+β 受体阻滞剂 + 盐皮质激素受体拮抗剂（MRA）+ 洋地黄类药物 + 抗凝药物 + 抗血小板聚集药物，并结合 1 次冠状动脉搭桥术及 2 次射频消融术的综合治疗方案，成功维持了患者目前的稳定状态。这一成果正是基于多学科协作、多专业融合、全面观察、精准用药及全人照护理念，对难治性、危及生命的多发慢性病进行有效治疗的具体体现。

✧ 家庭医生团队在复杂心血管疾病的管理中，扮演着举足轻重的角色。通过全程跟踪、及时干预、多学科协作、健康宣教、生活方式指导、心理支持、环境适应、细节观察以及精细化用药调整等多维度的综合管理，家庭医生能够有效控制患者病情，显著提升患者的生活质量，延长患者的生存期，尽心尽责地在社区层面守护居民的健康。

✧ 随着年龄的增长和多脏器的逐步衰竭，家庭医生需对患者及其家属进行复杂性疾病的健康宣教。通过宣教，协助患者深入了解疾病的发展进程、药物的功效与副作用、生活方式的调整，以及保持积极心态，从而增强其战胜疾病的信心。

✧ 高龄患者对气候、温度和湿度的变化更为敏感，尤其是心血管疾病患者，需坚持细致观察其日常细节变化。家庭医生应提醒患者注意保暖，以避免寒冷刺激导致血管收缩，从而增加心脏负荷。由于患者免疫力较低，容易发生感染（如呼吸道感染、尿路感染等），感染可能进一步加重心力衰竭。因此，家庭医生还应提醒患者注重个人卫生，避免前往人群密集的场所，并在季节交替时，必要时接种流感疫苗或肺炎疫苗。

✧ 导致患者长期低钾血症（血清钾浓度低于 3.5 mmol/L）的原因多种多样，主要包括钾摄入不足（如长期偏食、厌食、营养不良或长时间输注无钾液体）、钾丢失过多（如呕吐、腹泻、滥用泻药、肠瘘、胃肠减压等胃肠道丢失，或使用利尿剂、醛固酮增多症、肾小管酸中毒、低镁血症、高钙血症、某些抗生素等）、钾分布异常（如碱中毒、胰岛素使用、β_2 受体激动剂、低钾性周期性麻痹等导致细胞外钾向细胞内转移）、其他因素（如大量出汗、透析不当）、药物影响（如利尿剂、糖皮质激素、两性霉素 B、氨基糖苷类抗生素等）以及内分泌疾病（如原发性醛固酮增多症、库欣综合征、Bartter 综合征、Gitelman 综合征等）。诊断时需综合考虑病史、体检和实验室检查结果，治疗应针对具体病因并适当补钾。

✧ 在用药方面，随时依据病情的动态变化，实施精细化的药物调整，权衡风险，制定个性化的用药方案，并密切监测药物不良反应，以提升患者的用药依从性。

全科诊疗思路与过程

综合评估

1. 诊断及诊断依据

(1) 冠状动脉粥样硬化性心脏病、心肌梗死后状态、冠状动脉搭桥术后、心功能Ⅱ级：患者于 20 余年前因心肌梗死接受冠状动脉搭桥手术，术后长期服用阿司匹林、硫酸氢氯吡格雷以抗血小板聚集，并使用阿托伐他汀钙片进行调脂稳斑治疗。

(2) 阵发性心房颤动：患者于 10 年前被诊断为心房颤动，曾接受射频消融术治疗。2023 年，心房颤动再次复发，遂进行第二次射频消融术。2024 年，患者使用胺碘酮进行转复律治疗，并服用去乙酰毛花苷以维持心室律，同时采用利伐沙班进行抗凝治疗。

(3) 慢性心力衰竭：患者自 2019 年起出现双下肢水肿，多次因心力衰竭入院治疗，目前通过服用沙库巴曲缬沙坦钠片、达格列净、托拉塞米、螺内酯、美托洛尔缓释片等药物，以控制心力衰竭症状。

(4) 原发性高血压（3 级，很高危）：患者拥有 5 年高血压病史，目前通过服用沙库巴曲缬沙坦钠片进行血压控制，血压状况保持稳定。

(5) 2 型糖尿病、2 型糖尿病性肾病：患者具有 2 年糖尿病病史，尿微量白蛋白 / 尿肌酐 34.6m g/g（正常范围 30 mg/g）。目前通过服用达格列净来控制血糖并减轻蛋白尿，同时使用非奈利酮以改善肾功能，目前血糖水平控制良好。

(6 前列腺增生：患者有 5 年前列腺增生病史，长期服用非那雄胺进行药物治疗。

(7) 高胆固醇血症：患者目前通过服用阿托伐他汀钙片来控制血脂，血脂水平已保持稳定。

(8) 睡眠障碍：患者可根据实际需求服用唑吡坦等药物以辅助睡眠。

2. 危险因素：高龄、心肌梗死后状态、冠状动脉搭桥术后、高血压、糖尿病、心房颤动、心力衰竭、肾功能减退、低钾血症等。

3. 健康问题：心房颤动频繁发作、心力衰竭症状加剧、低钾血症、前列腺增生、睡眠障碍等问题。

4. 并发症及其他临床情况

(1) 血栓栓塞风险：心房颤动患者面临较高的血栓栓塞风险，因此需长期进行抗凝治疗。

(2) 心力衰竭加重：患者活动后出现胸闷气喘症状，这表明可能存在心功能不全的情况，因此需要长期服用利尿剂及抗心力衰竭药物进行治疗。

(3) 药物副作用：患者此前因服用螺内酯出现乳腺疼痛，经调整药物治疗后症状得以缓解。

5. 患者受教育情况良好，依从性好，家庭和睦，家庭可利用资源及社会支持尚可。

治疗方案

1. 药物治疗：硫酸氢氯吡格雷片用于抗血小板聚集。利伐沙班则具有抗凝作用，旨在预防心房颤动相关的血栓栓塞事件。沙库巴曲缬沙坦钠片、非奈利酮片、达格列净片及琥珀酸美托洛尔片共同用于治疗心力衰竭。达格列净在控制血糖方面发挥重要作用，需定期监测血糖水平。阿托伐他汀钙片有助于调节血脂，稳定斑块。氯化钾缓释片用于纠正低钾血症，需定期监测电解质水平。非那雄胺专门治疗前列腺增生。唑吡坦则用于助眠。

2. 生活方式干预：建议患者遵循低盐低脂的饮食原则，严格控制体重，避免过度劳累和受凉，以预防感染。适量进行轻度有氧运动，如散步，但要避免剧烈运动。定期监测血压、血糖、血脂、电解质等关键指标，保持健康的生活习惯。

3. 定期随访：家庭医生每周上门进行查房，监测患者的症状和体征变化，评估病情进展，并适时调整治疗方案。

随访

1. 每月进行一次全面的体格检查及电解质实验室检测，以评估患者的整体健康状况。

2. 每三个月进行一次心电图检查，以评估心脏功能。

3. 每半年进行一次心脏彩超检查，以评估心脏结构和功能的动态变化。

4. 每年进行一次全面的健康评估，涵盖血压、血糖、血脂、肝肾功能等多项指标的监测。

家庭医生心得感悟

✧ 家庭医生在复杂心血管疾病与多发慢病共存的患者健康管理中，扮演着不可或缺的角色。他们不仅是患者健康的“守护者”，更是全程健康管理的核心支柱。通过持续追踪、多学科协作、精准用药、健康教育和心理支持，每当目睹患者的病情得以控制，生活质量获得提升，我都深感欣慰。这种成就感，正是我作为家庭医生的使命感和价值体现。未来，我将继续秉承以患者为中心的理念，尽职尽责地守护每一位居民的健康，践行家庭医生的崇高职责。

专家划重点

· 心力衰竭的治疗需依据射血分数进行分层管理：对于射血分数降低的心力衰竭（HFrEF，LVEF ≤ 40%），推荐的治疗方案包括利尿剂、血管紧张素转换酶抑制剂（ACEI）、血管紧张素Ⅱ受体拮抗剂（ARB）和血管紧张素受体脑啡肽酶抑制剂（ARNI）、β受体阻滞剂（如比索洛尔、琥珀酸美托洛尔、卡维地洛）、盐皮质激素受体拮抗剂（MRA）、SGLT-2 抑制剂、窦房结起搏电流通道抑制剂依伐布雷定、口服洋地黄类药物地高辛、口服可溶性鸟苷酸环化酶刺激剂维立西呱。现有研究表明，能够显著降低慢性 HFrEF 患者全因或心血管死亡风险的主要包括 ARNI/ACEI/ARB、β 受体阻滞剂、MRA 及 SGLT-2 抑制剂四类药物，称为“新四联”。可根据患者耐受性调整剂量。必要时，考虑埋藏式心脏转复除颤器（ICD）、心脏再同步化治疗（CRT）等器械治疗。对于射血分数中间值的心力衰竭（HFmrEF，40% ＜ LVEF ＜ 50%），亦可采用“新四联”药物治疗。而对于射血分数保留的心力衰竭（HFpEF，LVEF ≥ 50%），则推荐在“新四联”基础上加用胰高血糖素样肽-1（GLP-1）受体激动剂。晚期心力衰竭患者建议转诊至经验丰富的医学中心，以优化 GDMT 并考虑使用正性肌力药物、机械循环支持或心脏移植等治疗方案。

· 在心力衰竭合并心房颤动的情况下，首选 β 受体阻滞剂以控制心室率，必要时可使用胺碘酮或多非利特进行节律控制，并根据 CHA2DS2-VASc 评分进行抗凝治疗；若合并冠心病，则首选 β 受体阻滞剂进行二级预防，必要时需进行血运重建；对于合并高血压的患者，血压控制目标应低于 130/80 mmHg，首选药物为 ACEI 或 ARB 联合 β 受体阻滞剂；在合并糖尿病的情况下，血糖控制目标需个体化（糖化血红蛋白低于 8%），首选药物包括二甲双胍、GLP-1 受体激动剂和 SGLT-2 抑制剂，应避免使用噻唑烷二酮类（TZD）和二肽基肽酶Ⅳ（DPP-4）抑制剂沙格列汀。但需注意的是，并非所有 DPP-4 抑制剂都会增加心力衰竭风险。磺脲类和胰岛素可能增加心力衰竭风险，通常仅作为二线或三线治疗方案。

· 总体而言，心力衰竭的治疗策略突出“新四联”药物的关键作用，并针对并发症进行个性化治疗，适时评估器械治疗及心脏移植的必要性。

参考文献

[1] 中华医学会心血管分会. 国家心力衰竭指南 2023 [J]. 中华心力衰竭和心肌病杂志，2023，7 (4)：215-311.

[2] 中华医学会，中华医学会杂志社，中华医学会全科医学分会，等. 中国心力衰竭基层诊疗与管理指南（2024 年）[J]. 中华全科医师杂志，2024，23 (06)：549-577.

附录

附表 1 · 抑郁症自评量表（SDS）

题　目	从无或偶尔	有时	经常	总是
1. 我感到情绪沮丧或郁闷				
2. 我感到早晨心情最好				
3. 我要哭或想哭				
4. 我夜间睡眠不好				
5. 我吃饭像平常一样多				
6 我的性功能正常				
7. 我感到体重减轻				
8. 我为便秘烦恼				
9. 我的心跳比平时快				
10. 我无故感到疲劳				
11. 我的头脑像往常一样清楚				
12. 我做事情像平时一样不感到困难				
13. 我坐卧不安，难以保持平静				
14. 我对未来感到有希望				

续 表

题　目	从无或偶尔	有时	经常	总是
15. 我比平时更容易激怒				
16 我觉得决定什么事情很容易				
17. 我觉得自己是有用的和不可缺少的人				
18. 我的生活很有意义				
19. 假若我死了别人会过得更好				
20. 我仍旧喜爱自己平时喜爱的东西				
总分				

评分标准：从无或偶尔计 1 分；有时计 2 分；经常计 3 分；总是计 4 分。将 20 个项目的各个得分相加，即得粗分；用粗分乘以 1.25 以后取整数部分，就得到标准分。标准分正常上限参考值 53 分。标准总分 53～62 分为轻度抑郁，63～72 分为中度抑郁，72 分为重度抑郁。

附表 2 · 焦虑症自评量表（SAS）

题　目	没有或很少有	小部分时间	相当多时间	绝大部分或全部时间
1. 我觉得比平时容易紧张或着急				
2. 我无缘无故在感到害怕				
3. 我容易心理烦乱或感到惊恐				
4. 我觉得我可能将要发疯				
5. 我觉得一切都很好				
6 我手脚发抖打颤				
7. 我因头疼、颈痛和背痛而苦恼				
8. 我觉得容易衰弱和疲乏				
9. 我觉得心平气和，并且容易安静坐着				
10. 我觉得心跳得很快				
11. 我因为一阵阵头晕而苦恼				
12. 我有晕倒发作，或觉得要晕倒似的				
13. 我吸气呼气都感到很容易				
14. 我的手脚感到麻木和刺痛				
15. 我因为胃痛和消化不良而苦恼				
16 我的小便次数频繁				
17. 我的手脚常常是干燥温暖的				
18. 我时常脸红发热				
19. 我容易入睡，并且一整夜睡得很好				
20. 我经常做噩梦				
总分				

评分标准：没有或很少有计 1 分；小部分时间计 2 分；相当多时间计 3 分；绝大部分或全部时间计 4 分。将 20 个项目的各个得分相加，即得粗分；用粗分乘以 1.25 以后取整数部分，就得到标准分。标准总分 50～59 分为轻度焦虑，60～69 分为中度焦虑，70 分为重度焦虑。

附表 3 · 患者简易精神状态检查量表（MMSE）

项目		积分
定向力（10 分）	1. 今年是哪一年	1 0
	现在是什么季节？	1 0
	现在是几月份？	1 0
	今天是几号？	1 0
	今天是星期几？	1 0
	2. 你住在那个省？	1 0
	你住在那个县（区）？	1 0
	你住在那个乡（街道）？	1 0
	咱们现在在那个医院？	1 0
	咱们现在在第几层楼？	1 0
记忆力（3 分）	3. 告诉你三种东西，我说完后，请你重复一遍并记住，待会还会问你（各 1 分，共 3 分）	3 2 1 0
注意力和计算力（5 分）	4. 100−7=？连续减 5 次（93、86、79、72、6 。各 1 分，共 5 分。若错了，但下一个答案正确，只记一次错误）	5 4 3 2 1 0
回忆能力（3 分）	5. 现在请你说出我刚才告诉你让你记住的那些东西？	3 2 1 0
语言能力（9 分）	6 命名能力	
	出示手表，问这个是什么东西？	1 0
	出示钢笔，问这个是什么东西	1 0
	7. 复述能力 我现在说一句话，请跟我清楚的重复一遍（四十四只石狮子）！	1 0
	8. 阅读能力 （闭上你的眼睛）请你念念这句话，并按上面意思去做！	1 0

续 表

项 目		积 分
语言能力 （9分）	9. 三步命令 我给您一张纸请您按我说的去做，现在开始："用右手拿着这张纸，用两只手将它对折起来，放在您的左腿上。"（每个动作1分，共3分）	3 2 1 0
	10. 书写能力要求受试者自己写一句完整的句子	1 0
	11. 结构能力 （出示图案） 请你照上面图案画下来！ 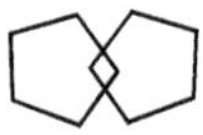	1 0

评分标准：总分为30分。27～30分：正常认知功能，21～26分：轻度认知障碍，10～20分：中度认知障碍，0～9分：重度认知障碍。

附表 4 · 蒙特利尔认知评估量表（MoCA）

视空间与执行功能

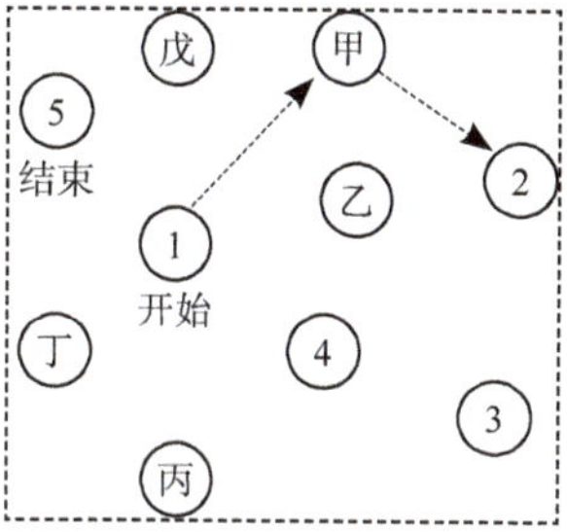

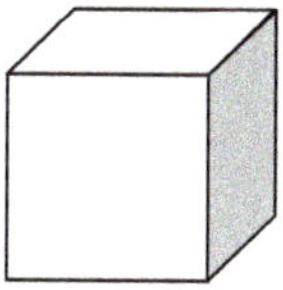

复制立方体

画钟表（11 点过 10 分）（3 分）

[ ]　　[ ]　　轮廓 [ ] 指针 [ ] 数字 [ ]

命名

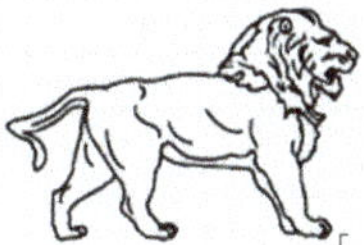 [ ]

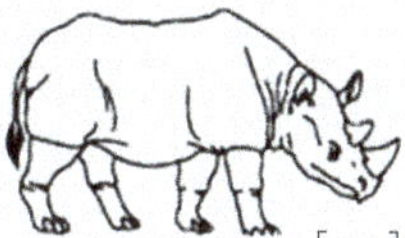 [ ]

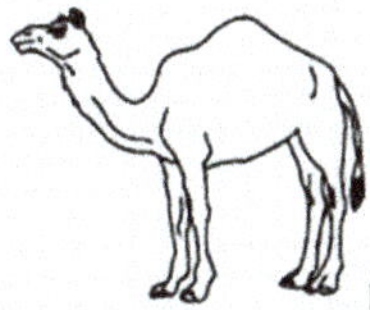 [ ]

记忆	读出下列词语，然后由患者重复上述过程重复 2 次，5 分钟后回忆。		面孔	天鹅绒	教堂	菊花	红色
		第一次					
		第二次					

注意	读出下列数字，请患者重复（每秒 1 个）。	顺背 [ ] 21854
		倒背 [ ] 742

读出下列数字，每当数字出现 1 时，患者敲 1 下桌面，错误数大于或等于 2 不给分。

[ ] 5213941180[illegible]151945 11141905112

100 连续减 7　　[ ] 93 [ ] 86 [ ] 79 [ ] 72 [ ] 6

4～5 个正确得 3 分，2～3 个正确得 2 分，1 个正确得 1 分，0 个正确得 0 分

续　表

视空间与执行功能		
语言	重复："我只知道今天张亮是帮过忙的人" [ ] "当狗在房间里的时候，猫总是藏在沙发下" [ ]	
	流畅性：在 1 分钟内尽可能多地说出动物的名字。 [ ] ________（N ≥ 11 名称）	
抽象	词语相似性：香蕉—橘子 = 水果 [ ] 火车—自行车 [ ] 手表—尺子	
延迟回忆	没有提示 面孔 天鹅绒 教堂 菊花 红色 [ ] [ ] [ ] [ ] [ ]	只在没有提示的情况下给分
选项	类别提示： 多选提示：	
定向	[ ] 星期 [ ] 月份 [ ] 年 [ ] 日 [ ] 地点 [ ] 城市	
	所有栏目得分相加即为总分，满分 30 分。受教育年限≤ 12 年则加 1 分，但总分不得超过 30 分。	

评分标准如下：总分为 30 分。26～30 分：正常认知功能，18～25 分：轻度认知功能障碍，10～17 分：中度认知功能障碍，0～9 分：重度认知功能障碍。

附表 5 · 症状自评量表（SCL－90）

指导语：以下表格中列出了有些人可能有的症状或问题，请仔细阅读每一条，然后根据该句话与您自己的实际情况相符合的程度（最近一个星期或过去），选择一个适当的数字填写在后面的答案框中：

1，从无；2，很轻；3，中等；4，偏重；5，严重

序号	问　题	选　项
（1）	头痛	
（2）	神经过敏，心中不踏实	
（3）	头脑中有不必要的想法或字句盘旋	
（4）	头晕或晕倒	
（5）	对异性的兴趣减退	
（6）	对旁人责备求全	
（7）	感到别人能控制您的思想	
（8）	责怪别人制造麻烦	
（9）	忘性大	
（10）	担心自己的衣饰整齐及仪态的端正	
（11）	容易烦恼和激动	
（12）	胸痛	
（13）	害怕空旷的场所或街道	
（14）	感到自己的精力下降，活动减慢	

续 表

序号	问 题	选 项
(15)	想结束自己的生命	
(16)	听到旁人听不到的声音	
(17)	发抖	
(18)	感到大多数人都不可信任	
(19)	胃口不好	
(20)	容易哭泣	
(21)	同异性相处时感到害羞不自在	
(22)	感到受骗，中了圈套或有人想抓住您	
(23)	无缘无故地突然感到害怕	
(24)	自己不能控制地大发脾气	
(25)	怕单独出门	
(26)	经常责怪自己	
(27)	腰痛	
(28)	感到难以完成任务	
(29)	感到孤独	
(30)	感到苦闷	
(31)	过分担忧	
(32)	对事物不感兴趣	

续 表

序号	问 题	选 项
(33)	感到害怕	
(34)	您的感情容易受到伤害	
(35)	旁人能知道您的私下想法	
(36)	感到别人不理解您、不同情您	
(37)	感到人们对您不友好，不喜欢您	
(38)	做事必须做得很慢以保证做得正确	
(39)	心跳得很厉害	
(40)	恶心或胃部不舒服	
(41)	感到比不上他人	
(42)	肌肉酸痛	
(43)	感到有人在监视您、谈论您	
(44)	难以入睡	
(45)	做事必须反复检查	
(46)	难以做出决定	
(47)	怕乘电车、公共汽车、地铁或火车	
(48)	呼吸有困难	
(49)	一阵阵发冷或发热	
(50)	因为感到害怕而避开某些东西、场合或活动	

续 表

序号	问　题	选　项
（51）	脑子变空了	
（52）	身体发麻或刺痛	
（53）	喉咙有梗塞感	
（54）	感到前途没有希望	
（55）	不能集中注意力	
（56）	感到身体的某一部分软弱无力	
（57）	感到紧张或容易紧张	
（58）	感到手或脚发重	
（59）	想到死亡的事	
（60）	吃得太多	
（61）	当别人看着您或谈论您时感到不自在	
（62）	有一些不属于您自己的想法	
（63）	有想打人或伤害他人的冲动	
（64）	醒得太早	
（65）	必须反复洗手、点数	
（66）	睡得不稳不深	
（67）	有想摔坏或破坏东西的想法	
（68）	有一些别人没有的想法	

续 表

序号	问 题	选 项
（69）	感到对别人神经过敏	
（70）	在商店或电影院等人多的地方感到不自在	
（71）	感到任何事情都很困难	
（72）	一阵阵恐惧或惊恐	
（73）	感到公共场合吃东西很不舒服	
（74）	经常与人争论	
（75）	单独一人时神经很紧张	
（76）	别人对您的成绩没有做出恰当的评价	
（77）	即使和别人在一起也感到孤单	
（78）	感到坐立不安心神不定	
（79）	感到自己没有什么价值	
（80）	感到熟悉的东西变成陌生或不像是真的	
（81）	大叫或摔东西	
（82）	害怕会在公共场合晕倒	
（83）	感到别人想占您的便宜	
（84）	为一些有关性的想法而很苦恼	
（85）	您认为应该因为自己的过错而受到惩罚	
（86）	感到要很快把事情做完	

续 表

序号	问 题	选 项
(87)	感到自己的身体有严重问题	
(88)	从未感到和其他人很亲近	
(89)	感到自己有罪	
(90)	感到自己的脑子有毛病	

注：SCL-90 用于评估个体在感觉、情绪、思维、行为、生活习惯、人际关系、饮食睡眠等方面的心理健康症状。包含 90 个条目，分为 9 个分量表：躯体化、强迫症状、人际关系敏感、抑郁、焦虑、敌对、恐怖、偏执和精神病性，另有 7 个附加项目（睡眠、饮食等）归为第 10 个因子。

评分方法：① 评分标准：每个项目采用 5 级评分（0～4 分）：0 分：无 1 分：很轻，2 分：中度，3 分：偏重，4 分：严重。② 评分范围：评定时间为“现在”或“最近一周”的实际感觉。

统计指标：① 总分：90 个项目得分之和，反映总体症状严重程度。② 总均分：总分 /90，表示总体症状的平均水平。③ 阳性项目数：得分 ≥ 2 的项目数，表示有症状的项目数量。④ 阴性项目数：得分 =1 的项目数，表示无症状的项目数量。⑤ 阳性症状均分：（总分–阴性项目数）/ 阳性项目数，表示有症状项目的平均严重程度。⑥ 因子分：各因子得分 = 该因子项目总分 / 项目数，反映某方面症状的严重程度。

因子解释：① 躯体化（12 项）：反映身体不适感，如头痛、肌肉酸痛等。② 强迫症状（10 项）：反映无意义的想法、冲动或行为。③ 人际关系敏感（9 项）：反映自卑感、人际不自在等。④ 抑郁（13 项）：反映情绪低落、兴趣减退、悲观等。⑤ 焦虑（10 项）：反映烦躁、紧张、神经过敏等。⑥ 敌对（6 项）：反映敌对思想、情感和行为。⑦ 恐怖（7 项）：反映对特定场所或情境的恐惧。⑧ 偏执（6 项）：反映猜疑、敌对、妄想等。⑨ 精神病性（10 项）：反映精神分裂样症状，如幻听、思维播散等。⑩ 其他（7 项）：反映睡眠、饮食等问题。

结果解释：① 筛选标准：总分 > 160 分，或阳性项目数 > 43 项，或任一因子分 > 2 分，需进一步检查。② 总症状指数：1～1.5：无症状，1.5～2.5：轻微症状，2.5～3.5：轻到中度症状，3.5～4.5：中到严重症状，4.5～5：频度和强度十分严重。施测时需向受检者说明评分方法，确保独立自评，对文化程度低者逐项解释，评定结束后核查漏评或需重新评定的项目。需要注意的是，该量表为自评工具，结果受主观影响，仅作为初步筛查，不能替代专业诊断。

附表 6 · 汉密尔顿抑郁量表（HAMD）

序号	项目	评分标准	无	轻度	中度	重度	极重度
（1）	抑郁情绪	0. 未出现 1. 只在问到时才诉述 2. 在访谈中自发地描述 3. 不用言语也可以从表情，姿势，声音或欲哭中流露出这种情绪 4. 患者的自发言语和非语言表达（表情或动作）几乎完全表现为这种情绪	0	1	2	3	4
（2）	有罪感	0. 未出现 1. 责备自己，感到自己已连累他人 2. 认为自己犯了罪，或反复思考以往的过失和错 3. 认为疾病是对自己错误的惩罚，或有罪恶妄想 4. 罪恶妄想伴有指责或威胁性幻想	0	1	2	3	4
（3）	自杀	0. 未出现 1. 觉得活着没有意义 2. 希望自己已经死去，或常想与死亡有关的事 3. 消极观念（自杀念头） 4. 有严重自杀行为	0	1	2	3	4
（4）	入睡困难	0. 入睡无困难 1. 主诉入睡困难，上床半小时后仍不能入睡（要注意平时患者入睡的时间） 2. 主诉每晚均有入睡困难	0	1	2		
（5）	睡眠不深	0. 未出现 1. 睡眠浅多噩梦 2. 半夜（晚 12 点钟以前）曾醒来（不包括上厕所）	0	1	2		

续 表

序号	项目	评分标准	无	轻度	中度	重度	极重度
(6)	早醒	0. 未出现 1. 有早醒，比平时早醒 1 小时，但能重新入睡 2. 早醒后无法重新入睡	0	1	2		
(7)	工作和兴趣	0. 未出现 1. 提问时才诉说 2. 自发地直接或间接表达对活动、工作或学习失去兴趣，如感到没精打采，犹豫不决，不能坚持或需强迫自己去工作或劳动 3. 病室劳动或娱乐不满 3 小时 4. 因疾病而停止工作，住院患者不参加任何活动或者没有他人帮助便不能完成病室日常事务	0	1	2	3	4
(8)	迟缓	0. 思维和语言正常 1. 精神检查中发现轻度迟缓 2. 精神检查中发现明显迟缓 3. 精神检查进行困难 4. 完全不能回答问题（木僵）	0	1	2	3	4
(9)	激越	0. 未出现异常 1. 检查时有些心神不定 2. 明显心神不定或小动作多 3. 不能静坐，检查中曾起立 4. 搓手、咬手指、头发、咬嘴唇	0	1	2	3	4
(10)	精神焦虑	0. 无异常 1. 问及时诉说 2. 自发地表达 3. 表情和言谈流露出明显忧虑 4. 明显惊恐	0	1	2	3	4

续 表

序号	项目	评分标准	无	轻度	中度	重度	极重度
(11)	躯体性焦虑	指焦虑的生理症状，包括口干、腹胀、腹泻、打嗝、腹绞痛、心悸、头痛、过度换气和叹息，以及尿频和出汗等 0. 未出现 1. 轻度 2. 中度，有肯定的上述症状 3. 重度，上述症状严重，影响生活或需要处理 4. 严重影响生活和活动	0	1	2	3	4
(12)	胃肠道症状	0. 未出现 1. 食欲减退，但不需他人鼓励便自行进食 2. 进食需他人催促或请求和需要应用泻药或助消化药	0	1	2		
(13)	全身症状	0. 未出现 1. 四肢，背部或颈部沉重感，背痛、头痛、肌肉疼痛、全身乏力或疲倦 2. 症状明显	0	1	2		
(14)	性症状	指性欲减退、月经紊乱等。 0. 无异常 1. 轻度 2. 重度 不能肯定，或该项对被评者不适合（不计入总分）	0	1	2		
(15)	疑病	0. 未出现 1. 对身体过分关注 2. 反复考虑健康问题 3. 有疑病妄想，并常因疑病而去就诊 4. 伴幻觉的疑病妄想	0	1	2	3	4

续　表

序号	项目	评分标准	无	轻度	中度	重度	极重度
（16）	体重减轻	按 A 或 B 评定 A. 按病史评定 0. 不减轻 1. 患者述可能有体重减轻 2. 肯定体重减轻 B. 按体重记录评定： 0. 一周内体重减轻 1 斤以内 1. 一周内体重减轻超过 0. 5 kg 2. 一周内体重减轻超过 1 kg	0	1	2		
（17）	自知力	0. 知道自己有病，表现为忧郁 1. 知道自己有病，但归咎伙食太差、环境问题、工作过忙、病毒感染或需要休息 2. 完全否认有病	0	1	2	3	4
	总分						

评分标准：总分 <7 分，正常；7～17 分，可能有抑郁症；17～24 分，肯定有抑郁症；>24 分，严重抑郁症。

附表 7 · 日常生活活动能力（ADL）评估量表（Barthel 指数）

项目	评分	标准	评估日期		
			月 日	月 日	月 日
1. 进食	0	需极大帮助或完全依赖他人，或留置胃管			
	5	需部分帮助			
	10	可独立进食			
2. 洗澡	0	在洗澡过程中需他人帮助			
	5	准备好洗澡水后，可自己独立完成洗澡过程			
3. 修饰	0	需他人帮助			
	5	可自己独立完成（洗脸、梳头、刷牙、剃须等）			
4. 穿衣	0	需极大帮助或完全依赖他人			
	5	需部分帮助			
	10	可独立完成（穿脱衣服、系扣子、拉拉链、穿脱鞋袜、系鞋带等）			
5. 控制大便	0	完全失控			
	5	偶尔失控，或需要他人提示			
	10	可控制大便			
6 控制小便	0	完全失控，或留置导尿管			
	5	偶尔失控，或需要他人提示			
	10	可控制小便			
7. 如厕	0	需极大帮助或完全依赖他人			
	5	需部分完成			
	10	可独立完成（去厕所、解开衣裤、擦净、整理衣裤、冲水等过程）			
8. 床椅转移	0	完全依赖他人			
	5	需极大帮助			
	10	需部分帮助			
	15	可独立完成			

续　表

项目	评分	标　准	评估日期		
			月　日	月　日	月　日
9. 平地行走	0	完全依赖他人			
	5	需极大帮助			
	10	需部分帮助			
	15	可独立在平地行走 45 m			
10. 上下楼梯	0	需极大帮助或完全依赖他人			
	5	需部分帮助			
	10	可独立上下楼梯			
		总得分			
		评估人			

评分标准：满分 100 分。≤ 40 分为重度依赖，全部需要他人照护；41～60 分为中度依赖，大部分需要他人照护；61～99 分为轻度依赖，少部分需要他人照护；100 分为无需依赖，无需他人照护。

附表 8 · 患者健康问卷（PHQ-9）

在过去的两周内，你生活中以下症状出现的频率有多少？把相应的数字总和加起来

题　目	没有	有几天	一半以上时间	几乎每天
1. 做事时提不起兴趣或没有乐趣				
2. 感到心情低落、沮丧或绝望				
3. 睡眠问题（失眠 / 早醒 / 嗜睡）				
4. 感觉疲倦或没有精力				
5. 食欲不振或暴饮暴食				
6 觉得自己很糟 / 失败 / 让人失望				
7. 注意力难以集中（如阅读 / 决策）				
8. 行动或说话缓慢到他人察觉，或反之				
9. 有不如死掉或用某种方式伤害的念头				
总分				

评分标准：总分范围：0～27 分。

结果分级：0～4 分：无显著抑郁症状；5～9 分：轻度抑郁（建议关注或短期复查）；10～14 分：中度抑郁（建议专业咨询）；15～19 分：中重度抑郁（需临床干预）；20～27 分：重度抑郁（立即就医）。

注意事项：第 9 题得分≥1 分：需优先评估自杀风险并采取安全措施。

附表9 · 广泛性焦虑障碍量表（GAD-7）

在过去两周里，你生活中有多少天出现以下的症状？请在答案对应的位置打“√”

题　目	没有	有几天	一半以上时间	几乎每天
1. 感到紧张、焦虑或烦躁				
2. 难以停止或控制担忧				
3. 对各种事情过度担忧				
4. 放松困难				
5. 坐立不安或感觉心神不定				
6 容易生气或易激惹				
7. 害怕即将发生不好的事情				
总分				

评分标准：总分范围：0～21分。
结果分级：0～4分：无显著焦虑症状；5～9分：轻度焦虑（建议关注或短期复查）；10～14分：中度焦虑（建议专业咨询）；≥15分：重度焦虑（需临床干预）。
注意事项：筛查阈值：≥10分提示可能符合广泛性焦虑障碍诊断标准，需进一步临床评估。